医者の罪と罰

石井 光

GENTOSHA

はじめに　――がん専門医を含むすべての医師、すべての国民へ

日本の医療は迷走を続けています。

医療サービスの土台を支える国民医療費の増大はとどまるところを知らず、今や41兆円を超え、将来的に制度が維持できるのかさえ不安視されています。

原因を高齢化で片づけるきらいがありますが、それでいいのでしょうか。

そもそも、死因として最も多いがん医療費が重くのしかかっています。ほかにも、無駄な検査、手術や薬の処方がいかに多いことか。日本の医療には、時代遅れで無駄遣いの部分が多いと、私は考えています。

現在、がん標準治療の中心となっている三大療法（手術・抗がん剤・放射線）のうち、特に抗がん剤に関しては解決すべき問題があります。

21世紀の現在、欧米で抗がん剤といえば、新しいタイプの分子標的薬が主役となっ

ており、殺細胞剤（日本の主流）は脇役にすぎません。世界のがん治療は様変わりしているのです。しかし、わが国のがん治療では、新しい治療法が正しく評価され、十分に活用されているとは思えません。これでは日本の医療は世界で立ち遅れていくばかりです。

最近、世界初、日本発の「免疫チェックポイント阻害薬」と呼ばれる薬が登場して、日本でもがん治療に免疫が重要であることが認識されだしました。

しかし、この薬剤（商品名オプジーボ）には問題点がいくつかあります。

まず、「高額であること」です。この薬を使うと、平均的な患者さんで一人あたり年間約３５００万円。厚労省が見直しを検討し、２０１６年11月薬価が50％下がることが決まりました。それでも年間１７５０万円と高額です。

しかも、完治はせず延命する薬なので、患者さんが生きておられるかぎり治療を続けることになり、最終的に天文学的な額になるものと見込まれます。

その先には、患者さんやご家族の自己負担増も懸念されます。今は高額療養費制度が機能しているから月10万円程度ですんでいますが、こうした薬で延命する患者さんが増えると国の財政が持たないので、近い将来、自己負担額は急増する可能性があります。すると米国のように「大病すると破産」が当たり前になります。

さらに、オプジーボは、誰に効くのか使ってみないとわかりません。そして、最も大きな問題は、あまり報道されない致命的な副作用が高頻度（10人に1人）で出ることです。詳しいことは本文で説明します。

それでも、ひとつだけいいことがあります。

がんの治療に免疫が欠かせないという当たり前の事実が世の中に浸透して、がん専門医の態度も少し変化したことです。

前著『医者の嘘』を上梓《じょうし》したときには、相当の反発を覚悟しました。

しかし、意外なことに、医療界から直接の反論や批判はなく、むしろ、元医大の教授という方（都内で心臓外科病院を開設した院長）から感謝の手紙をいただいたりしました。

患者さんたちからも激励の言葉をたくさんいただきました。ただ同時に、身辺に気をつけてくださいと異口同音に注意されました。よほど医療界に与える影響を懸念してくださったのだと思います。

幻冬舎から続編の要請を受けたとき、再度危険を顧みず、医療の問題点を世に問おうと思ったのは、がん治療の現状をこのままにしては、患者さんたちが救われないだけでなく、国も滅びてしまうという強い危機感を抱いているからです。

それに加えて最近、飲んではいけない薬、受けてはいけない手術、ジェネリック医薬品の問題などが、週刊誌などのメディアで盛んに特集されるようになりました。こうした報道が多く見られるようになったのは、拙著『医者の嘘』で私が警鐘を鳴らして以降で、それ以前はほとんど取り上げられることはありませんでした。そうした論調の変化に、たった一人の力でも世の中を変えるきっかけはつくれるのではないかと実感したことにも、今回は背中を押されました。

5万人を内視鏡で見てわかったこと

さて、私は内視鏡専門医で、開業以来20年、それまでの経験も含めた生涯の内視鏡件数は5万件を超えました。

早期がんを発見して内視鏡手術で完治させたときの喜びは一入《ひとしお》ですが、手遅れの進行がんを発見したときは、医者として完治のすべはないとわかってしまうだけにやるせない思いでした。

早期に治療できた消化器がんの5年生存率は、既存の標準治療だけでも95%以上になりますが、遠隔転移した胃がんや大腸がんでは、それが逆転して5~10%前後まで下がり、ほとんど助かりません。早めに発見することが何より大事なのです。

しかし、現実には、発見したときすでに手遅れの進行がんという場合が少なくありません。そういう人を助けるには、手術、抗がん剤、放射線に代表される標準治療とは異なる、画期的な治療法を取り入れなければ不可能です。

標準治療だけだと、なぜ5年生存率が低いのか。それは残念ながら、手術、抗がん剤、放射線が免疫を考慮していないからです。これらの治療法ががん治療に欠かせない武器であることは私もよく認識しています。その反面、がんに克《か》つうえで肝心な免疫にダメージを与えこそしても、免疫力を高め、回復させることは望めません。

標準治療のがん専門医が、進行がんの患者さんに「完治」という言葉を使えないのはそのためです。誰もが望む完治を目指す治療を実用化することが必要なのです。


私がＡＮＫがん免疫細胞療法（以下「ＡＮＫ療法」と略します）を12年前から実施しているのも、がん治療に欠かせない「免疫」というパズルのピースを補い、一人でも多くの患者さんを完治させたい一心からにほかなりません。

ＡＮＫ療法は、がん免疫の主役であるナチュラルキラー細胞（ＮＫ細胞）を増殖強化して体内に戻す治療法です。12年前、この免疫療法を知ったときには、何より「理にかなっている」と思いました。すぐに導入を始め、現在ではすでに症例が６００を超えました。最近では、ステージⅣでも標準治療との併用により完治することが増えてきており、出会った最初に「これは本物だ」と思った直感は間違っていなかったと確信しています。

大手メディアが運営する医療サイトでは、２０１５年11月10日の記事に、慢性骨髄性白血病の治療で、ある分子標的薬を投与した患者さんのうち、ＮＫ細胞が増えた人たちほど再発が少なかったと書かれています。こうした記事の内容は間接的にＡＮＫ療法の正しさを支持するものだと思います。

ＡＮＫ療法を受けたいという患者さんは、全国から訪れます。しかし、実態は悲惨です。２人に１人は断らざるをえないのが実情です。標準治療をやり尽くしてから、「最後の頼みの綱」と思っておいでになる方が多いからです。それでは免疫がすでに大きなダメージを受けていて、望むような効果は期待できません。

実はその背景にも、医者の大きな罪があります。

本文で詳しく述べますが、標準治療に携わっている医者たちは、患者さんたちに免疫を無視した標準治療を強要し、免疫療法を否定します。すなわち、がん患者の治療選択権を奪い、自分たちに都合のいいように誘導しているのです。

私からいわせると、彼らは21世紀の医療を否定し、自らの縄張りや権威を守ろうとしている医者の風上におけない存在のようにしか思えません。人の命を預かり、その命を救うのが医者の使命である。そう考えているとはとても思えません。

このような旧態依然とした思考回路を持つ医者たちが、頭の固い年寄りというわけではなく、多くは私の息子ぐらいの年齢なのですから呆《あき》れるばかりです。

その対極には、「がんは放置すべき」という偏った自説を振りかざして、多くの患者さんを惑わせている医者もいます。本来なら治ったはずのがんを放置したために、後で泣いている患者さんたちがいることを私も知っています。

また、患者さんの無知に付け込んで「がんビジネス」をもくろむ、とんでもない医療機関も少なくありません。彼らは、医学的に効果があるはずもない免疫療法を標榜《ひょうぼう》し、CTなどの画像を加工して（簡単にできます）あたかも著効例であるかのように見せかけ、自分たちの医院に患者さんを囲い込もうとします。その背後には、舎弟企業や反社会的勢力もいて、新たな資金源として企《たくら》んでいると聞いています。

そういう悪の手先になっている悪徳医者を見分けて排除する努力も、がんに克つために重要です。簡単な見分け方として、サイトなどで治療前後のＣＴ画像を出している医療機関は眉に唾してみたほうがいいでしょう。厚労省も悪質なサイトを近く取り締まりの対象にするようです。

従来の医学常識では対応できない時代

私は２０１７年１月で70歳になりました。勤務医なら定年をとっくに迎えていますが、開業医なので自分で定年を決めることができます。

私の定年は、全国のがん専門医が、免疫を温存する分子標的薬と強力な免疫療法の併用でがんを完治させることに理解を示し、病診連携で協力体制を築いてがんサバイバーを増やし、国民医療費を削減して国家財政の破綻を回避する道筋をつけたときです。

現在、国立医療機関や大学病院に、少数ですが、私の治療理念に共鳴してくれる医者も増えてきており、病診連携でステージⅣでも完治する症例が増加してきました。

とはいえ、まだまだ拒絶的な医者が圧倒的に多い、嘆かわしい現状は変わっていません。

がん以外でも状況は同じです。

医者は、「動脈硬化は治らない」「すりへった軟骨は再生しない」と言います。しかし私は、「動脈硬化は治る」こと、「軟骨は再生する」ことを長年のコラーゲン臨床研究における数百の症例で確認してきました。医学常識は常に医学の進歩とともに覆るのが当然です。

多くの医者は、従来「医学常識」とされてきたことを根拠に、新たな知見を無視して、患者を救うことを放棄し、ただ食い物にしてはいないでしょうか。それを罪つくりだというのはいいすぎでしょうか。

数々の医者の罪が、医療不信や、国家財政の逼迫《ひっぱく》による医療サービスの危機に拍車をかけています。人命を軽視し、国民医療費を食い物にしている医者は、悔い改めなければ罰を受けるでしょう。

年齢からいえば、全国の現役医師の大多数が私にとって後輩のようなものです。卒業大学は異なっても、同じ日本の医者として後輩に苦言を呈するのは先輩の務めです。後輩が苦言を受け入れてくれることを願って本書を書いたつもりですが、かなり耳に痛い内容であることは間違いありません。しかし、これだけきつく指摘しないと、患者にとっても国にとっても不幸な状況は永遠に変わらないでしょう。

医者の罪ばかり指摘しては不公平というものです。本書では、ジェネリック医薬品やサプリメントの罪についても言及しました。

日本医師会ではサプリメントの弊害ばかり強調しますが、国民が毎年1・5兆円サプリメントを消費している事実を踏まえると、もっと踏み込んで、医師主導の良質なサプリメントを開発するのが望ましいと思います。

私はテニスを50年続けてサーブの改良に励み、最近ではファーストサーブの時速が160㎞に達して、さらに上を目指しています。嘘だと思われるかもしれませんが、毎月、30代、40代のプロコーチと対等に試合を楽しんでいるのです。

健康でいられるわけは、自分で開発したコラーゲンとプラセンタのサプリメントを毎日飲んでいるからだと確信しています。頸動脈《けいどうみゃく》の厚さ（ＩＭＴ）は０・６㎜と、血管年齢は40代です。

若い頃は空手、最近ではキックボクシングを嗜《たしな》んでおり、そちらの方面でも腕に覚えはあります。しかし、これだけの内容を上梓したら、どこから矢が飛んでくるかわからないので、患者さんたちの忠告に従い、当分は暗い夜道の一人歩きをしないようにしようと考えています。

この本が日本の医療への警鐘となり、さらなる変化のきっかけになることを願うばかりです。

２０１６年12月

新日本橋石井クリニック院長・理事長・医学博士　石井　光

医者の罪と罰　目次

医者の罪と罰2

使命放棄　医者の怠惰・無知

医者の罪と罰 3

患者無視 治療選択の妨害

医者の罪と罰4

欺瞞の渦　医者の嘘と隠ぺい

医者の罪と罰 5

マスコミの罪と罰 いきすぎたがん報道

医者の罪と罰 6

製薬・サプリメント業者の罪と罰 薬の真実

医者の罪と罰 7
日本は時代遅れ　理想のがん治療設計

装幀　石川直美
カバー写真　maxuser/Shutterstock.com
協力　永山 淳
DTP　美創

医者の罪と罰 1

机上の空論
放置療法

がんの放置を勧めて治療のチャンスを奪う大罪

■「治療は無意味」という極めて特異な主張

皆さんは、「がんと診断されても治療せず、放置しなさい」と勧める医者の存在を知っているでしょうか。

がんを放置してもよいとする、彼の説はこうです。

●がんと診断される病気には2種類あり、転移するがんと、転移しないがんは「別物」である。

●転移するがんは、見つかったときにはすでに転移している。したがって、治療をしても助からない。早期発見・早期治療に意味はない。

●一方の転移しないがんは、ずっと発生した場所にとどまり続ける。生命維持に欠かせない臓器を冒すまでは、命を奪うことはない。したがって、治療の必要はない。
●苦しいがん治療を受けると、どちらのがんの場合でも生活の質を落とすだけになる。むしろ放置したほうがいい。

こうした持論を展開しているのが、有名なK医師です。K氏は、世間でそこそこ人気があるようで、私のクリニックにも、以前は信奉者だったという患者さんが来ることがあります。K氏のセカンドオピニオンを30分3万円で受け、最後に「どうしたらいいですか?」と尋ねると、「俺は知らない」と答えられたので呆れたと、ある患者さんが言っておられました。

皆さんは、この「がん放置理論」をどう思うでしょうか。

■がん放置理論に傾倒していた女優の川島なお美さん

女優の川島なお美さんががんで亡くなったのは、記憶に新しいところです。

彼女の胆管がんは、2013年の8月に人間ドックで発見されました。胆管というのは、消化液のひとつである胆汁の通り道です。がんができた部位が肝臓の中にあると治療しにくく、消化器系のがんの中では、予後も悪いほうです。なお美さんのがんは、肝臓内にできていました。

治療自体の難しさとは別に、なお美さんは舞台に立てなくなる手術や抗がん剤治療に消極的だったようです。そこで、がんとわかってから、何人もの医師にセカンドオピニオンを求めています。

そして、その2番目として、がんが見つかった翌月にK医師を訪れています。

彼女とがん放置理論とのかかわりを、遺著『カーテンコール』(夫・鎧塚《よろいづか》俊彦氏との共著/新潮社)から考えてみましょう。彼女が亡くなった後、K医師も雑誌の取材などに答えていますが、それは参考にとどめます。ここで大事なのは、患者さん自身がどう感じていたのかです。

著書を読んでK氏に傾倒していたなお美さんは、彼に「放置しておけば大丈夫」という答えを期待していたようです。

しかし、意に反して、こんなことを言われました。

「胆管がんだとしたら厄介だね。2、3年は元気でいられるけど、ほうっておいたらいずれ黄疸《おうだん》症状が出て肝機能不全になる。手術しても生存率は悪く、死んじゃうよ」

K医師の言動を、なお美さん自身がどう感じたかは、著書に書かれています。ですから、私はあえてそこまでは触れません。しかし、このくだりを読んで、放置療法を標榜する医師のいいかげんさに呆れ果てました。

しかもK医師は、自身の意見として、胆管がんの治療には適していないラジオ波焼灼術《しょうしゃくじゅつ》（肝臓内に電極を入れてがんを焼く治療法）を提案しました。その結果、希望を持ってラジオ波の専門医を受診したなお美さんは、「治療不適」という結論に一時打ちのめされています。

最終的に手術を受ける決断をした彼女は、2014年1月に腹腔鏡《ふくくうきょう》手術を受けます。しかし、術後半年で再発し、悲しい結末を迎えてしまいました。彼女が亡くなったのは、2015年の9月のことでした。

天国からの訴え「がんを放置しないで」

この経過について、わかる範囲で医師としての見解を述べてみます。

なお美さんの胆管がんは、発見の時点では大きさも1・7㎝。ですから、「早期がん」というべきものでした。予後のよくない胆管がんとはいえ、発見時にはステージⅡで、すぐに手術をしていれば亡くならずにすんだかもしれません。

そこに免疫の力で体内のがん細胞を一掃するANK療法を加えていたら、完治も夢ではなかったはずです。

なお美さんが、亡くなる直前まで、プロとして舞台を務め、生き抜かれたことは称賛に値します。しかし、いったんがんの「放置」を検討したことが、結果的に命取りになったのではないかと思われます。

「がんは放置しても大丈夫」という医者がいれば、それを信じて早期治療を軽視してしまう患者さんが出てもおかしくありません。その例が、なお美さんなのです。

彼女は、K医師の前に会った医師の最初のセカンドオピニオンで、すでに「即手術」を勧められています。ところが、がん放置理論に傾倒していたために、「慎重に治療法を探そう」と考え、結果として半年近く放置してしまったようです。

いたずらに時間を費やしてしまったことが、貴重な女優人生を縮める結果になったと思われ、残念でなりません。

がんのたどる道はさまざまなので、あくまで結果論になりますが、なお美さんは「遅すぎた手術」といわれながらも、術後1年8カ月近く生き続けました。ということは、もっと早く手術していれば、治せたのではないか。少なくとも、もっと長く生きられたはずだという思いにかられるのです。

K氏が「手術が死期を早めた」と述べていることには、強い違和感を覚えます。

なお美さんは、遺著で、がん患者にこう呼びかけています。

――決して「放置」などしないでください。まだやるべきことは残っています。

――ともかく放置だけはしないでください。

この言葉の重みを、受け止めなければいけないと思います。

放置療法の拠《よ》り所「がんもどき」など存在しない

性質を変えていくのががんの特徴

がん放置療法は、「いわゆるがんには、本当のがんとがんもどきの二つがある」という考えの上に成り立っています。いわく、

「本当のがんなら、発見したときすでに転移しているので、どんな治療をしても助からない」

「がんもどきは進行しないので治療する必要がない」

いずれにしても、治療をすると、かえって苦痛を味わったり命を縮めたりするだけで、デメリットのほうが多いというのです。

では、川島なお美さんのケースは本当のがんで、がんもどきだったら助かったということなのでしょうか。

そんなバカな話はありません。「がんもどき」というのは、あくまでもK氏だけの仮説なのです。

がん放置理論には、大きな嘘が隠されています。

生物学的に、K医師のいう「放置しても進行しないがんもどき」という、都合のよい細胞は人体に存在しえません。仮にがんもどきと彼の呼ぶようなものがあったとしても、それが転移するがんにならないという解釈は、明らかに間違いです。

なぜなら、がん細胞は、遺伝子の損傷（変異）の繰り返しで生まれる最終産物だからです。

がんのできる部位によっても違いはありますが、大腸がんの場合は、前がん状態のポリープの細胞ができると、そこにさらに遺伝子の損傷が重なって、段階的にがん化するケースがほとんどです。大腸がんは、大腸ポリープを切除すれば95％の確率で予防できます。

胃でもがん化のプロセスは同じです。胃の場合は、萎縮性胃炎が進行すると胃がんになります。いきなり良性の細胞ががん化するのではなく、必ず「腸上皮化生」という変化を経てがん化するのです。

腸上皮化生というのは、胃の細胞が腸の細胞になり変わることです。細胞内の遺伝子が炎症によって傷つき、修復されないまま変異を繰り返すことで、まったく別の細胞（腸の細胞）になります。それが、さらに変異を繰り返してがん化するのです。だから専門家の間では、腸上皮化生を「前がん状態」と呼びます。胃の前がん状態である腸上皮化生は、通常、治らないといわれますが、私は過去に千人単位で治していています。

食道がんでも、最近は「バレット腺がん」というタイプが増えてきました。欧米の食道がんの大半はバレット腺がんですが、これが日本でも増えつつあるのです。

これの前段階のバレット食道は、食道の細胞が胃の細胞になり変わる変異で、主に逆流性食道炎から発生します。これも、この時点ではまだ良性なのですが、放置するとがん化するのです。バレット食道には、ボノプラザン（商品名タケキャブ）という薬が有効です。

このように、いずれの消化器がんも前がん状態からがん化します。そして、局所（一部の組織）から発生して、ほかの組織に浸潤すると進行がんになります。

私は生涯内視鏡件数が5万以上ですが、いつまでも浸潤も転移もしない「がんもどき」と呼べるようながんは見たことがありません。むしろ、後述しますが、良性病変があっという間に悪性化して浸潤する症例を見たことは一度や二度ではありません。いったんがん化した細胞も、そのままずっと同じ性質を保つわけではありません。がん細胞になってからのほうが、遺伝子の損傷は重なりやすくなり、どんどん性質を変えて凶暴化していくものなのです。

体のどこであれ、正常な細胞がいつがん化するかはわかりません。がん細胞の元の姿が例外なく正常な細胞であるということは、〝がんもどき的〟なふるまいをしているおとなしいがん細胞だって、いつ性質を変えて暴れ出すかわからないということです。

「がんもどき」が「がん」になった?

私のクリニックに来る患者さんでも、良性ポリープや早期がんを放置した結果、進行がんになってしまった人はたくさんいます。やはり、早期発見・早期治療こそが、がんに克つ近道なのです。

私自身の痛恨事ですが、つい最近もこういうケースがあったので、皆さんに打ち明けましょう。

2015年の秋、ある女性の患者さんが、お姉さんといっしょにいらっしゃいました。検査すると大腸ポリープで、内視鏡で切除できると診断しました。

一般に、大腸がんは、がんの中では進行が遅いほうだとされています。良性の大腸ポリープが大腸がんになるまでには、通常3~4年以上かかります。数カ月でがんになるということは、非常に稀《まれ》です。

私のクリニックでは最近、常に大腸ポリープ切除の予定が埋まっていて、2~3カ月先までは予約が取れません。そこで、すぐに予約を入れ、「半年以内ならがんにならないから大丈夫でしょう」と患者さんに言いました。

ところが、これがレアなケースにあたってしまいました。

3カ月後に診ると、ポリープの形が崩れて、明らかに悪性の変化が疑われました。生検するとがん化してしまっていたのです。近傍のリンパ節への転移の可能性があるステージⅢも疑われ、内視鏡では手に負えません。私は、急いで手術してくれる病院を紹介しました。手術時の所見では、リンパ節転移がひとつありました。

ポリープが急速にがん化したこのケースは、「がんもどき理論」では説明できないといわざるをえません。がんは2種類しかないというのは、素人にはわかりやすいかもしれませんが、そんな単純なものではありません。

大腸ポリープ自体は、いわゆる良性腫瘍で、がんではありません。しかし、大腸がんの95％はポリープから生じます。すべてのポリープが必ずがんになるわけでもありませんが、この女性患者さんの場合は、進行が尋常でなく速かったのです。

がんは、ひとつの病気とは思えないほど千差万別で、人と同じように個性がありま す。そのことを、あらためて思い知らされました。

ポリープを見つけたら、がんにならないうちに切除してしまうに限るのです。患者さんの大腸ポリープががんもどきだなどということは、臨床医として認めるわけにはいきません。

頭の中だけで治療理論をつくるのは傲慢

■謙虚たれ！　医者は臨床経験なしにものを語れない

臨床医が実感を持って語れるのは、やはり自分が診た症例についてです。逆にいえば、発想が経験に縛られるということはあります。

K氏は、かつて乳房温存療法を主張した医師なので、「一般に進行が遅いとされる乳がんを診ていて組み立てた理論なのではないか」と解説する医師もいます。

たしかにがんの中には、進行が遅く、様子見がひとつの選択肢となりうるものもあります。例えば、甲状腺がんや前立腺がんは非常に進行が遅いため、早急な手術は不要という考えもあります。

乳がんの多くも、転移するのは10年後ぐらいですから、進行が遅いとはいえます。ただし、若い女性などでは、発見されたときにすでに骨やリンパ節へ転移しているケースも稀ではありません。

一方、川島なお美さんのわずらった胆管がんや、すい臓がん、スキルス胃がん、食道がん、肺小細胞がんなどは進行が速いとされています。

しかし、それでも、「がんか、がんもどきか」という二元論は机上の空論で、臨床にはそんなものは当てはまりません。

例えば、私たち内視鏡専門医は、大腸ポリープががん化したり、慢性胃炎から胃がんが生じたりするケースを、日常的に見ています。したがって、がんもどきとがんの区別など、そこにはありません。この見方には、ほとんどの消化器専門医が同意してくれるはずです。

臨床医にとっては、やはり経験がものをいいます。臨床経験の少ない医者には、わからないこともそれだけ多いはずなのです。わずかながん種と少ない症例を考察の材料にして、がんを放置していいというのは乱暴だということです。

なお美さんはたまたま芸能人だったので、がんを放置した期間の長さがセンセーショナルに報じられましたが、同じ道をたどっている一般の人もいるのではないでしょうか。

あなたの周りに、「無治療が最善の延命策」という誤った説にミスリードされて、ベストな治療のタイミングを逸している患者さんはいませんか。

私の患者さんのお知り合いには、K氏のセカンドオピニオンを受けて「がん」を放置して悲惨な目に遭った人が複数います。一人の医者が標榜する仮説のために、多くの患者や家族が陰で泣いているとしたら、これほど大きな罪はないと思います。

最近の症例ですが、66歳女性の肺がん、多発リンパ節転移（ステージⅣ）の患者さんが面談に来ました。

彼女は2年前に発見した時点ではステージⅡでした。姉の勧めでK氏のセカンドオピニオンを受けて放置を勧められその結果、現在はステージⅣとなり手術もできないので免疫療法を受けたいと私のクリニックを受診したのです。CT画像を見ると肺の原発巣は発見時2㎝以下だったのが6㎝と3倍以上になっていました。K氏を薦めた姉が付き添っていて、その後悔した表情が忘れられません。ステージⅡの時点なら手術後ANK療法を受ければ確実に完治しました。

知っておいてほしい、がんの発生のしかた

生物学的常識――「がん化」は段階的に起こる

がんの多くは、慢性の炎症が続いているところで、細胞の性質が徐々に変わっていって起こります。ですから、がん（悪性腫瘍）が、ポリープなど良性の腫瘍と地続きになっていることは、生物学的には明らかになっているのです。

1990年頃、それを遺伝子の研究によってはっきりさせたのが、米国ジョンズ・ホプキンス大学のバート・ボーゲルスタイン教授らです。

ジョンズ・ホプキンス大学の研究チームは、多くの大腸がんの検体を調べ、正常細胞ががん化するまでには、いくつもの遺伝子変異の積み重ねがあることをつきとめま

した。

前がん状態や早期がんの細胞のＤＮＡを調べると、正常細胞とは異なる遺伝子の異常が見られます。そして、より進行したがん細胞では、その遺伝子の異常が増えるとともに、細胞の形、つまり「顔つき」がどんどん悪くなっていきます。専門的にいうと、過形成↓異形成↓腺腫↓がんと進行するのです。

これは胃がんでも、萎縮性胃炎↓腸上皮化生↓異形成胃炎↓腺腫↓胃がんとほぼ同じような進展形式を取ります。大腸がんでは、過形成ポリープ↓腺腫↓大腸がんという進展形式です。病理医が、手術で取った腫瘍細胞を顕微鏡で見て、「良性」とか「悪性」をグループⅠからⅤまで分類して判断している根拠はそこにあります。

一般的にいって、がんの悪性度は、進行が速くてたちの悪い「未分化型」か、比較的進行が遅くてたちの悪くない「分化型」かの問題であり、もどきとか本物とかはありません。遺伝子変異の積み重ねによって性質を変え、最終的には多臓器に浸潤、転移するモンスターにもなるのが「がん」という病気です。

だから私たち医師は、早期発見・早期治療が大事だと訴えているのです。

臨床医の立場から素朴に見ると、K氏の理論構築には〝臨床経験の浅さ〟が垣間見《かいまみ》えます。あたかも、臨床経験のない学者が都合のいい論文を寄せ集めて導き出した仮説のように感じられるのです。

■粘膜内にとどまっているうちが完治のチャンス

がん放置療法の根拠とされている「本当のがんは、初めから転移している」というのも大きな嘘です。私の経験的には、「未分化型のがんの一部は、初めから転移していることがある」というのが事実です。

がんの進行度（ステージ）は、部位ごとに0期からⅣ期に分けられますが、0期やⅠ期のがんは粘膜内にとどまっていて、まだ転移していません。この段階で手術し、すべて取りきることができれば、事実上がんは完治します。これをK医師は「がんもどき」と呼んでいるようです。

こうした早期がんが転移していないのは、〝まだ〟粘膜を支えている基底膜を突き破っていないからで、「がんもどきだから」ではありません。

がん細胞の定義は、不死化して自律的に増殖する細胞です。

ただし、この「がん細胞」という名前を、「チフス菌」とか「NK細胞」などのように具体的な固有名詞だと思わないでください。

がん細胞というものは〝千差万別の増殖〟をしている細胞です。それが、さらに〝千差万別の異常性〟を増していくのです。

仮に百歩譲って、粘膜内のがんがまだ転移する能力を獲得していなかったとしても、「転移するがんに化けるのは時間の問題」なのです。

基底膜の下の筋層まで達すると、がん細胞は、血流に乗って転移しやすくなってしまいます。

その前のタイミングを逃してはいけないのです。

一般の人には意外と不評だったがん放置療法

がんと診断されたらあなたは放置しますか？

誤解がないように補足しておきましょう。私自身が「がん放置」に否定的なことはもちろん、たいていの医師はK理論に疑問を呈しています。

がん放置療法は、プロの目から見てまともではないのです。

しかし、一部の有力なメディアの取り扱いなどに影響を受けて、一般の人が「がん放置理論」に引きずられてしまうことは往々にしてあるでしょう。これはかなり心配なことです。

そこで、この本を書くにあたって、一般の人がどれぐらいK理論を知っているのか、どう思っているのか、独自にアンケート調査をしてみました。

アンケートに答えていただいたのは、当院に直接関係がない企業の社員の皆さんなどです。ふだんから産業医として多くの企業の検診などに携わっていることが、こういうときに役に立ちます。

実際にお願いしてみると、491人もの人たち（20〜80代の男女）から回答をいただくことができました。ちなみに、そのうち、がんの患者さんは10人でした。

その結果は、私を少し安心させてくれるものでした。

●思ったほど知られていないK理論

1問目の「あなたはK医師のがん放置理論を知っていますか」という問いでは、「知っている」と回答した人が22％（108人）、「知らない」と回答した人が78％（383人）でした。

マスコミなどでは大きな話題を集め、その著書に出版社Bから賞も贈られているK氏の理論ですが、実際には、8割近くの人に知られていないことが明らかになりました。

特に若い世代ほど、K理論を知らない傾向が強く、20〜30代では86・3％の人が「知らない」と回答しています（若い世代には、がんそのものへの意識が低いのかもしれませんが）。

男女別に見ると、知らなかった人の割合は男性の回答者で76・7％（234人）、女性の回答者で81％（133人）で、知らない人の割合は、女性のほうが高いことがわかりました。

●K理論を正しいと考える人は5％弱

次に、「K理論を正しいと思いますか」という問いを設けました。

アンケート用紙にK理論の要約を掲載し、1

K医師のがん放置理論を知っていますか

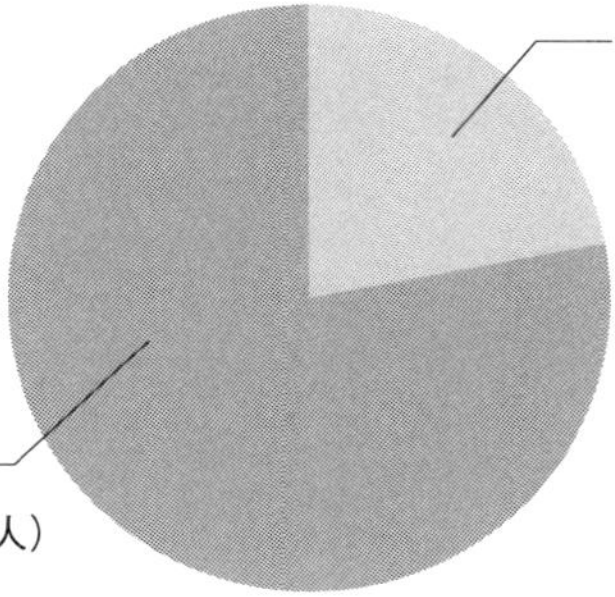

問目で「知らない」と答えた人にも、それを読んで回答してもらえるようにしました。

その結果、「正しい」と回答した人は4・5％（22人）しかいませんでした。それに対して、「間違っている」と回答した人は92・3％に達しました。

大部分の人は、がんは治療せずに放置してもよいとするK理論を、受け入れがたい主張だと考えていることがわかりました。

●自分のがんを放置しようとする人はさらに少ない

最後の設問は「あなたはがんになっても放置しますか」としました。この問いには、「放置したら進行するので治療する」と答えた人が94・7％（465人）。ほとんどの人は、なんらかの治療の必要性があると考えていました。

一方、「放置する」と回答した人も3・7％（18人）いましたが、これは、2問目でK理論を「正しい」と答えた人の割合（4・5％）よりさらに低いものでした。

たとえ理論的には正しそうだと思っても、実際に自分ががんになったとき、治療せずに放置するという選択には抵抗が大きいのだろうということがうかがえます。

回答いただいた人たちは専門家ではありませんから、そうした一見、矛盾するような回答はあるものです。一般の健康な人は、がんを放置して大丈夫という専門家がいれば、「つらい治療を受けなくてすむのかな」と期待するはずだからです。

しかし、実際にがんになった場合のことを考えれば、「放置すると進行するのではないか」という心配がぬぐえなくて当然です。

私のところに来る患者さんの中には、以前はがん放置療法を信奉していたという人たちもいます。そして、複数の人たちが、先述した川島なお美さんの闘病の経緯を知って、がん放置療法が信用できなくなったと言っています。

私は、K医師個人を攻撃したいわけではありません。彼の放置療法は、よくマスコミに取り上げられ、それを信じる一般の人たちも一部いらっしゃいます。

その図式全体が、〝私たち医者の罪と罰〟を、象徴しているような気がしてならないのです。患者さんをミスリードする医者の罪は、重いといわざるをえません。

医者の罪と罰 2

使命放棄
医者の怠惰・無知

放置療法を論破できない医者たちの不勉強

■免疫を考慮しないがん治療は20世紀の遺物

K医師の理論は、もうひとつの嘘の上に成り立っています。「がんを治せる治療法はない」という大きな嘘です。

ただし、これはK氏だけの間違いではありません。多くの医者も、実はがんを治すことを放棄しているのです。普通の医師が使う表現だと、「すでに転移している進行がんを完治させることは難しい」という言い方になります。

実際に、現在の標準治療だけでは、進行がんの完治は望みがたいからです。

しかし、「治療法がない」という認識は、20世紀には通用したかもしれませんが、時代遅れの考えなのです。

現在は21世紀であり、20世紀とは違うがん治療の土台ができあがっています。

私が「21世紀のがん治療」というのは、将来もしかすると開発されるかもしれない〝夢の治療薬〟のことではありません。現在の標準治療でも使用されている分子標的薬と、すでに実用化されている免疫系治療の組み合わせで進行がんの完治を目指すことです。

分子標的薬としては、がんを殺すNK細胞の活性を高めるADCC抗体も存在しますし、わが国では世界最強の免疫細胞療法（日本発、世界初のANK療法）も実用化されています。これらを従来の標準治療と適切に組み合わせていけば、進行がんは、もっと治りやすくなっていくに違いありません。

K医師は、分子標的薬は高額なだけで効かないといっていますし、免疫療法も否定しています。そういう前提で考えれば、たしかに進行がんは治せないという結論になるでしょう。その点では、ほかの多くの医者と通じているのです。

同じ土俵の上で考えていたら治る患者も治せない

K医師の放置理論に対するさまざまな医師の見解は、おおむね下のような意見に集約されそうです。

私には、どうも堂々巡りのように感じられてなりません。

それは、「がんを放置して延命することなど考えなくても、こうすれば治る」という、ズバッとした正論がないからです。

K理論に対して意見を求められると、多くの医師は腰が引けるようです。今のがん医療の限界を認めたうえで、「Kさんのいうことにも、もっともな部分はある。しかし……」と一面評価、一面反対的なことを述べます。

それは、彼らの頭の中に標準治療の世界しかないからなのだと思います。

K医師が理論構築の前提としているのは、20世紀のがん標準治

K医師の放置理論に対するさまざまな医師の見解

1. 過剰な手術に対する指摘など、耳を傾けるべき点は一部ある
2. がんもどきとがんをはっきり分ける二元論は間違っている
3. すべてのがんを放置しろというのはいきすぎ

療が積み上げてきたエビデンスです。同じ土俵の上で論じたら、「Kさんの意見のすべてが間違っているわけではない」という、はっきりしない話になるのも当然です。

現在の標準治療は、ほとんど20世紀の治療法だけで構築されています。免疫を重視した分子標的薬も使用されてはいますが、免疫細胞も殺してしまう殺細胞剤との併用では、薬効が相殺されるため有効な治療とはいえません。その範囲だけだと、進行がんに対しては、「いかに高いＱＯＬ（生活の質）を保つか」「いかに長く延命するか」という選択肢しかなくなります。

そうすると、「無理をしないでＱＯＬを取るか、無理な延命を取るか」という、Ｋ理論の土俵に、見事にはまってしまうわけです。

日本のがん専門医には、たとえ進行がんでも、なるべく多くの患者を完治させようという発想がないのです。

免疫を無視して古い治療にしがみつく罪

なぜか免疫を語ってこなかった医師たち

今回、「ほとんどの医師は、がんの本質を見ていない」ということがあらためてわかりました。放置療法の是非を語るとき、ほとんどの医師はK医師と〝同じ土俵の上〟に立っているからです。

私には、その土俵の上に、自分の立ち位置を見いだすことができません。なぜなら、そこには決定的に大事な視点が欠けているからです。

それは、「免疫」という視点です。

がんが免役の病気であることは、今日、一般の人たちの間でさえ常識になっています。それゆえ、自由診療（公的医療保険が適用されない全額自己負担の診療）で行なわれているANK療法を希望する患者さんも、年々増えてきています。

さらには、がん治療の最前線に登場してくる新薬も、患者さん自身の免疫の力を引き出そうとするものになっています。

ところが、がんを治すべき肝心の医者たちが、免疫にひと言も触れないまま、「がんは放置すべきか否か」を論じているのですから始末に負えません。

医師たちは、まるで免疫を論じることを避けているかのようにさえ見えます。それは、なぜなのでしょう。

日本の医学の専門家たちは、免疫学を知らないのでしょうか。それとも、免疫を語ることで、何か不都合があるのでしょうか。

今回、私は、高校生の息子の生物の教科書を開き、そこに免疫の記述があることに驚きました。少しだけ抜き書きをすると、「細胞性免疫では、ウイルスなどの病原体が感染した細胞やがん細胞に作用する」と、がんについても記述があります。高校生でも免疫を習っているのに医師たちが知らないとは、何をかいわんやです。

そういう医療の現実に対して、患者さんをはじめとする世間の目は、医者が思う以上に、厳しくなってきているように感じます。

本質を忘れて古いものにしがみつき、使命を放棄しているがゆえに、患者から見放されていく。それこそ、医者にとって大きな罰ではないでしょうか。

がんにはがんの免疫がある

そもそも免疫力の高い人はがんにならない

K医師は、転移しないがんもどきがあるといいます。

おでんでもあるまいし、と思います。そういう摩訶不思議《まかふしぎ》な理論を唱えることができるのは、がんがなぜ発症するか知らないからではないか。私ならそう疑ってしまいます。

がんという病気は、免疫不全病なのです。

がん細胞の発生と変異には、偶然に左右される遺伝子の損傷がかかわっています。

ですから、K医師がいう「がんもどき」という状態にとどまり続ける細胞など、理屈として考えられません。

先述したように、がんには進行の遅いがんと速いがんがありますが、そうした進行の速さの差は、がん細胞の種類や発生段階の違いによるものです。生まれてすぐに転移する本物のがんと、転移しないがんもどきの別があるわけではありません。

そして、それ以上にがんの発症や進行に関係しているものがあります。

免疫です。

これが、大いに発がんやその進行に影響しています。

がん細胞は、活性酸素やストレスの影響で、毎日、体内で生まれています。それでも通常がんにならないのは、体内で発生したがん細胞を、免疫がどんどんしらみつぶしに殺しているからです。

これは、オーストラリアのバーネット博士が提唱し、ノーベル賞を受賞した「免疫監視機構」説で、今日では定説になっています。

そういうメカニズムがしっかり働いているかぎり、相手が本物のがんであろうと、がんもどきであろうと無関係です。免疫力が高い人は、がん細胞ができようががんもどきができようが、がんにならないのです。

では、がんになるのはなぜか。

がん患者の免疫力は、健常人と比べて明らかに低下しています。がんが発症し、進行する前提条件として、免疫力の低下があるのです。

がんという病気の〝発症〟に関して、いちばんの問題は「免疫力」なのです。

■がんに対する免疫力が高いとはどういうことか

私は、「がんと診断されたら、すぐ免疫療法医にも相談してください」といっています。がんは免疫の病気だからです。

体を守る免疫システムの担い手として、私たちの体内には、さまざまな免疫細胞がいます。

免疫細胞というのは、わかりやすくいうと、血液中にいるとき「リンパ球」と呼ばれる細胞たちです。血管の中にいるリンパ球は、全身に存在する免疫細胞の一部なのです。

ウイルスに感染した細胞を壊すキラーT細胞（ＣＴＬ）、感染した細菌やウイルスに対して抗体をつくるＢ細胞、Ｔ細胞やＢ細胞を誘導する樹状細胞、その種類は多彩です。

そして、がんに対する免疫は、外から侵入してきた細菌などを迎え撃つ感染症免疫とは、別の細胞が受け持っています。

それを「腫瘍免疫」といいます。ひらたくいえば「がん免疫」です。

さまざまな免疫細胞の中に、ナチュラルキラー細胞（ＮＫ細胞）と呼ばれる細胞があります。これが、がん免疫の主役です。

キラーT細胞（ＣＴＬ）も獲得免疫としてがんを攻撃しますが、補助部隊としてで、主役はＮＫ細胞です。

がん細胞は、外から入ってくる異物ではなく、もともとは自分の細胞だったものです。遺伝子に損傷を受けて突然変異を起こし、異常に増殖するようになった細胞が、何億個にも増えてかたまり（腫瘍）をつくるのが固形がんです。

その発端となるがん細胞の発生は、全然珍しいことではなく、毎日数千個という頻度で発生していると考えられています。

しかし、体内に数百億ものＮＫ細胞がいて、がん細胞が腫瘍をつくる前に、見つけしだい攻撃して殺しています。ＮＫ細胞がパトロールをしてくれているおかげで、私たちはめったにがんになることはないのです。

がんに対する免疫力が高いというのは、このＮＫ細胞が活発に活動しているということです。

がんの完治を目指すときカギを握るＮＫ活性

ＮＫ細胞による腫瘍免疫の強さの度合いを、「ＮＫ活性」といいます。ＮＫ活性が高ければ、がん細胞ができても、すぐにＮＫ細胞がやっつけてくれます。だから、がんという病気にはならないのです。

がんは、体内のＮＫ活性が低下し、がん細胞を殺す働きが鈍っているために発症します。そこで、がんを完治させようとするなら、ＮＫ活性を高め、回復させることが不可欠なのです。

この程度のことは、今どきの高校生にでも理解できます。がん専門医がそんなことも知らないとしたら、医師失格というべきでしょう。

21世紀の幕開けとともに一般診療を開始したＡＮＫ療法や、ＡＤＣＣ活性（ＮＫ細胞の攻撃力を高める作用）を持つ分子標的薬は、ＮＫ細胞の活性化を考えた治療法です。

しかし、標準治療では、ほとんどＮＫ細胞という言葉を聞きません。

最近になって、免疫チェックポイント阻害薬という薬が一部、保険適用になり、標準治療の医師たちも、ようやく免疫を語るようになってきています。しかし、多くの医師が語る免疫の話は非常におそまつで、付け焼刃なものを感じます。

それは、「ＮＫ細胞」という言葉がそこから欠落しているからです。がんの本質にかかわるＮＫ細胞抜きで免疫を語ることは、怠惰、もしくは無知だといえます。

がん医療というパズルは、ＮＫ細胞というピースを付け加えたとき、初めて完治を目指すものに生まれ変わるのです。

夢の新薬、オプジーボの問題点

■免疫チェックポイント阻害薬の知られざる副作用

最近出てきた免疫チェックポイント阻害薬には、問題点があります。
初めて承認された免疫チェックポイント阻害薬は、商品名オプジーボ、一般名ニボルマブといいます。メディアは夢の新薬とはやし立てましたが、本当にそうなのでしょうか。

この薬の特徴は、冒頭（「はじめに」）でも書きましたが、5つあります。

①高額であること

この薬は体重を目安に処方量が決まります。体重60kgの平均的な成人が投与を受けると1回170万円、年間で3500万円。2016年11月薬価を50%引き下げることが決まりました。それでも年間1750万円と高額です。

②使い続ける必要があること

この薬を使っても完治はせず、期待される主な効果は延命であるため、延々と使用しなければなりません。1年あたり1750万円が何年もかかるわけですから、何万人も使えば薬代だけで兆円単位の高額になります。

③患者負担の増加につながること

このように高額な薬で延命する患者さんが増えていくと、国の財政が持たなくなるため、自己負担額の増加を検討せざるをえなくなる可能性があります。すると、治療費のために自己破産者が急増する事態になりかねません。

④効果が予測できないこと

通常、抗体医薬品などほかの分子標的薬は、処方の目安となるマーカー（標的）などが決まっており、効果が期待される患者さんに投与されます。しかし、この薬は、誰に効果があるのか使ってみないとわかりません。

⑤自己免疫疾患が多発すること

そして、最も重大なリスクとして、免疫チェックポイント阻害薬は免疫バランスを司《つかさど》るT細胞を暴走させるため、自己免疫疾患が多発するのです。

私のクリニックに来院した患者さんが某大学研究所で免疫チェックポイント阻害薬の治験を受けようとしたときのこと。医師から、「1割ぐらいの人に治療不能な自己免疫疾患、例えばI型糖尿病、関節リウマチ、筋ジストロフィー、重症筋無力症が出るがいいか」と伝えられ、断ってきたと言っていました。

このような重大な副作用が頻発する薬を、夢の新薬といえるのでしょうか。

治療を放棄して哲学を語るのは本末転倒

医者の本分は病気を治し、患者を救うことのはず

「がん哲学外来」という集いが全国に広がっているようです。

これは、一般の人どうしが、がんについて自由に語り合うことで、心のケアをしていこうとする試みです。某大学医学部のH教授が中心になって、すでに10年近く続けている取り組みです。

これまでの病院では、がん患者の心のケアが十分にできていなかった。そういう思いから、専門家のH教授が先頭に立ち、コーディネーターを養成するなどして、各地でカフェ形式の集いを開催しているようです。

末期がんを宣告されている患者さんや、患者さんを支える家族の方など、がんについて語り合うだけでも救われる人はいると思います。そういう救いを求めている人に対しては、やはり必要な取り組みだろうと思います。

ただ、私が引っかかるところは、それが医者の本分だとは思えない点です。患者さんの心のケアはたしかに大事ですが、医師の本分は、やはり病気を治して患者さんの命を救うことのはずです。

現在の進行がんに対する標準治療は、延命を目的としています。それは完治させるのをあきらめているということです。そのうえ、「進行がんには哲学を」となってはいけないと思うのです。

患者に哲学を押しつけることは戒めるべき

がん医療は、極限では死と向き合うところがあります。K理論へのコメントとして「死をタブー視せずに向き合うべきだ」という意見が出てくるのも、そのためでしょう。

ですが、別にがんでなくても、人は死ぬときには死にます。死生観とがん治療を、医師が同列に論じるのはおかしいのです。

大多数の患者さんは、いかに死ぬかではなく、いかに生きるかを求めているはずです。そこに哲学だけを語りかけても、満たされることはないでしょう。

自由意思に基づいて、自分なりの死生観を突き詰めるのは、誰にとってもけっこうなことです。しかし、「あなたはがんだから死と向き合おう」と押しつけるのは、患者さんにとって非常に酷なことです。

それでは、医者の使命を放棄した論理のすり替えになってしまいます。

たしかに、患者さんやご家族へのグリーフケア（悲嘆ケア）などの面でも、日本の現状は欧米諸国に比べて劣っており、心のケアは課題だと思います。

心を癒やす取り組み自体は有意義だと思うのですが、それを、がん専門医ががんを治せないことへの〝免罪符〟にしてはいけないと思います。

医者の罪と罰 3

患者無視
治療選択の妨害

すべての人は、最善の治療を選ぶ権利がある

■そもそも「免疫細胞療法」とは何なのか

がん患者の免疫力は低下していると述べました。それは、NK細胞の、がん細胞を見分ける感度が鈍り、攻撃する力が落ちているということです。

そうなるきっかけはさまざまですが、強いストレスを受けたりしてNK活性が低下すると、がんがそのスキにつけいってきます。がん細胞が勢いづくと、免疫とのせめぎ合いに勝ってしまうことがあるのです。

そうなると、がん細胞はずるがしこく、体内の細胞どうしが連絡に使っている信号を撹乱《かくらん》し始めます。その結果、NK活性はさらに低下し、がん細胞の増殖を食い止め

ることができなくなります。「免疫抑制」といって、がん特有の厄介な状態です。

この免疫抑制状態をなんとかしないことには、免疫力を回復して、がんを完治させるという明確な道筋が描けません。

そこで、これまでも人類は、免疫抑制をなんとかしようとしてきました。しかし、免疫を刺激する薬を使うぐらいでは、どうにもならなかったのです。

では、強い薬を使えばいいのではないか。そう思う人もいるでしょう。

しかし、あまりに強い薬物療法（例えばＮＫ細胞を活性化させるサイトカインの大量投与など）は、患者さん自身の命を危険にさらすことになるのです。

そこで考えられたのが、免疫細胞療法でした。

■ＮＫ細胞を体の外で増やし活性化するＡＮＫ療法

本来、免疫細胞療法というのは、そもそもＮＫ細胞を活性化するがん治療法です。

体の外に血液を循環させて、ＮＫ細胞を含むリンパ球をまず取り出します。そして、その中にいるＮＫ細胞をサイトカイン等で活性化させてから、３週間かけて増やし、点滴で体内に戻します。すると、そのＮＫ細胞ががんを攻撃するとともに、サイトカインを出して、がんに抑制されていた免疫を回復させるのです。

しかし、ＮＫ細胞はデリケートで、培養が非常に難しい細胞でもあります。

現在、「免疫細胞療法」と呼ばれる治療法はいくつもあり、その中には少量のＮＫ細胞を含むリンパ球を使うことから「ＮＫ細胞療法」という名称を使っているものもありますが、私が実施しているＡＮＫ療法は、それらとはまったく別物です。

培養の難しいＮＫ細胞を特異的に増殖活性化しているのが、ＡＮＫ療法の特徴だといえます。

ANK療法とNK細胞療法との違い

	ANK療法	NK細胞療法
採血量	8000ml相当	50ml
NK細胞量	100億個	数百万個
NK活性	NK細胞療法の100倍以上	低い

細かい説明は省きますが、活性の高いＮＫ細胞は免疫を強く刺激し患者さんに高熱が出ることがあるので、点滴は、安全のために何度にも分けて繰り返します（原則として週に2回、１クールは12回）。

私の主張を端的にいうと、この治療法を、がん治療の早い段階から、標準治療と組み合わせていくことを提案しているのです。

しかし、がん専門医の中には、なぜかこのＡＮＫ療法を無視、または敵視する人が少なくありません。その根拠として、彼らは「エビデンス（科学的根拠）がないから」と言います。

それでは、現在のがん治療のエビデンスは信頼に足るものなのでしょうか。

一般に、医者がエビデンスと言うときは「ランダム化比較試験」（プラセボ、すなわち偽薬を対照として効果を検証する試験）の結果を指します。

しかし、がんの場合、プラセボは倫理上投与できません（プラセボにあたった患者さんが亡くなってしまうため）。そこで、既存の治療に新薬を併用する群としない群に分け、「クロスオーバー試験」で評価しているのです。

原理的に、クロスオーバー試験の結果ではエビデンスとはいえません。専門医は、自分たちが金科玉条にしているガイドラインにエビデンスがないのに、ＡＮＫ療法にエビデンスがないと批判するのはあたらないでしょう。

ステージⅢ、Ⅳには ＡＮＫ療法と標準治療を組み合わせる

なぜ標準治療とＡＮＫ療法を組み合わせるべきか、簡単に説明しましょう。ステージⅡでは通常、ＡＮＫ療法と分子標的薬の組み合わせで完治を目指すことができるので、ここではステージⅢとⅣに限定します。

がん標準治療の柱となっている三大療法（手術、抗がん剤、放射線）は、がんをやっつけるのに効果があります。ステージⅢやⅣは手術適応外のケースが少なくありませんが、それでも仮に手術後、抗がん剤と放射線治療を行なって目に見えるがんをすべて殺したとしましょう。

しかし、その後の転移・再発を防ぐのは非常に困難です。それは、いずれの治療も

免疫にダメージを与えてしまうからです。特に、抗がん剤（殺細胞剤）が免疫力を低下させることは、よく知られているとおりです。それは、NK細胞を含む免疫細胞も殺してしまうからにほかなりません。

ステージⅢやⅣだと、がん細胞が5億個以下のレベルで血液やリンパ液の中を循環しています。そして、その中にある「がん幹細胞」（がんの種のような性質を持つ細胞）には抗がん剤が効かないのです。抗がん剤でNK細胞が殺されてしまった後の体は、いったんがん幹細胞が増殖を開始すると、あっという間に転移を許すのです。

一方、ANK療法は、がん免疫の主役であるNK細胞を活性化させるものです。これを治療に加えれば、標準治療でダメージを受けるがん免疫の立て直しに有効です。

なぜANK療法を加えると進行がんの完治が望めるのか

標準治療だけで進行がんを完治させるのは困難ですが、そこにANK療法をうまく組み合わせると、がんの完治を期待できる工程表に一変します。

その理由も説明しておきましょう。

がん治療には、がんのかたまりを手術で取ったり、放射線で叩《たた》いたりする「局所療法」と、全身に散らばったがん細胞を対象とする「全身療法」があります。

手術と放射線は局所療法ですから、体のあちこちに飛び火しているがんは治せません。最近注目されている粒子線治療（陽子線、重粒子線）も同様です。進行がんになると、通常は「手術できない」「粒子線の対象外」と言われてしまいます。

したがって、進行がんには、効果的な全身療法が必要です。

さて、標準治療だけで全身療法を考えると、主に使える手段は何になるでしょう。抗がん剤（殺細胞剤）だけです。

その殺細胞剤は、分裂して増殖しようとしている細胞のＤＮＡ（遺伝子）を切って、殺すというしくみです。さまざまな副作用は、正常な細胞も分裂中に殺されるために生じるものです。

一方、分裂していない細胞は、がん細胞であっても抗がん剤治療を生き延びます。

近年になって、がんの種にあたる「がん幹細胞」の研究が進んでいますが、この細胞は特に分裂が遅いので、抗がん剤で死にません。目には見えなくても、いずれ再発のもとになる可能性が大です。

標準治療には、がん幹細胞を皆殺しにする全身療法がないのです。それを補うのが、ANK療法という免疫治療です。NK細胞は、もともと全身をパトロールしてがん細胞を殺しているので、がん幹細胞を含むすべてのがん細胞を見分けることができ、その始末はお手のものです。

ですから、手術で目に見える腫瘍を取った後、ANK療法で全身に散ったがん細胞を退治できるので、進行がんでも完治させることが可能となるのです。

治療の選択肢を奪うがん専門医

■ANK療法といえども「手遅れ」になったら治せない

ただし、ANK療法にも限界はあります。

まず、単独で大きな腫瘍を治すには、通常、長い時間がかかります。それでは費用がバカにならないうえ、患者さんの状態によっては、効果が出る前に体が持たなくなってしまう可能性もあります。

だから、大きな腫瘍を一度に取れる手術や、がんの勢いに強力なブレーキをかける抗がん剤は、決して避けてはいけないのです。

また、NK細胞がボロボロになってからでは、うまく培養できるかどうか微妙になるということも重要です。標準治療でとことんがんと闘い、その後でＡＮＫ療法を受けようとしたら、よい細胞が培養できない可能性があります。

ＡＮＫ療法を受けるなら、現在どんな治療を受けているにせよ、できるだけ早いタイミングで、ＡＮＫ療法を実施している医療機関に相談することが望ましいのです。タイミングが早いほど、完治できる可能性が大きくなるからです。

ところが、なかなかその思いが伝わってはいないようです。

12年間、ＡＮＫ療法をやってきましたが、私のクリニックに来る患者さんの状況は、あまり変わっていません。というのは、がんの進行を示すステージがⅢ期、Ⅳ期になって、当院にたどり着く方が多いのです。

医者が患者を恫喝《どうかつ》して何が得られるというのか

私のもとにたどり着いた患者さんの話を聞くと、唖然《あぜん》とすることばかり。

ご本人は早い段階でＡＮＫ療法を知っていたのに、「主治医に受けたいと言ったら、いい顔をされなかった」という人がたくさんいるのです。

中には、涙なくしては聞けないようなひどい話もあります。そういう主治医たちは、こんなことを言うそうです。

「そんなものは国が認めていない未承認治療だからできない」「免疫治療など効かないから、やっても意味がない」「どうしても受けるなら、もうここでは診ない」……。

あらゆる理由をつけて、患者さんの治療選択権を奪っているのです。

中でも驚いたのは、患者さんが私のクリニックに来ようとしていた当日の朝、主治医が電話をかけてきてストップをかけられたという話を聞いたときでした。

最も許せないのは、患者さんを恫喝《どうかつ》している医者が多いことです。

「ＡＮＫを受けるというなら、私はもう診ない」

こう言って主治医に突き放されたら、病んでいる患者さんや家族はどんな思いをするでしょう。特権意識の高いそんな医者には、人としての基本も忘れているのかといいたくなります。

医療は、知識を持つ医師が治療法を提案し、患者さんが承諾するという、お互いの信頼関係の上に成立しているものです。医師たるもの、患者さんの基本的人権を無視してはいけないことなど、いうまでもないはずです。

希望する治療を受けさせないのは法律違反

医者たちはいったい何から目をそむけているのか

私のクリニックでは、標準治療とのさまざまな組み合わせで、ＡＮＫ療法を提供していますが、その中に「合間治療」というものもあります。抗がん剤の休薬期間に、通常より少なめにＡＮＫ療法の点滴を行なうという方法です。

抗がん剤は、正常な組織にもダメージを与えるので、ずっと投与し続けるわけにはいきません。そこで、回復のために休薬期間を設けます。そのタイミングに、ＡＮＫ療法を本来よりは少し弱い形で行なうのです。

われわれＡＮＫ療法医は、この方法を取ると、抗がん剤の切れ味がよくなり、長く治療を受けられるという感触を経験的に得ています。標準治療のじゃまをするつもりなど、毛頭ないのです。

ところが、この方法も、標準治療の主治医が認めてくれないとできません。もし患者さんがＡＮＫ療法やその合間治療を受けたいと希望していても、免疫療法に否定的な医者が「そんなものを受けるな」と圧力をかければ、患者さんはせっかくの治療機会を奪われてしまいます。

知能が高いはずの医師が、頭から免疫治療を否定し、完治の見込みが少ない標準治療の中で患者さんを奴隷のようにしいたげるのは、なぜなのでしょう。

基本的に保険診療に従事している標準治療の医師は、ＡＮＫ療法を実施する立場にはありません。それでも、少し勉強すれば、がん免疫の主役はＮＫ細胞だとわかるはずです。医師たちがそれを知らないというなら、それは、「知ろうとしない」という意味に等しいと私は思います。

■「がん対策基本法」が守られていない現実

皆さんは、「がん対策基本法」という法律を知っていますか。今から10年前の2006年に成立し、がん治療にあたる医師の務めや、がん患者の人権などがうたわれている法律です。

その第2条3項には、こうあります。

「がん患者の置かれている状況に応じ、本人の意向を十分尊重してがんの治療方法等が選択されるようがん医療を提供する体制の整備がなされること」

がん医療の現場では、果たしてこの理念が守られているのでしょうか。あるいは、知ろうともしていないのではないでしょうか。

患者を自分の言いなりに縛りつけるような医師のふるまいは、横暴です。がん対策基本法に罰則規定はありませんが、明らかに法律違反です。罰則がなければ法律違反をしてもいいのでしょうか。それは、「赤信号、皆で渡れば怖くない」と同じで、周囲の医者の大半が医者としての良心を失っているのです。

罪悪感もなく、どうせ患者さんはいずれ死ぬのだから、何をやっても同じだと考えているのでしょうか。それでは悪徳医者の「がんビジネス」を批判する資格はありません。

そういう医者の違法行為が、日本のがんの死亡率がいっこうに下がらない原因をつくっているように思えてなりません。

「抗がん剤しか方法はない」と言う医者

再発率を10％下げるだけの治療

ここで、実際に保険診療の主治医がどういうことを患者さんに言うのか、当院に来られた患者さんに紹介してもらいましょう。

私は、前著に対して「手前味噌《てまえみそ》ではないのか」というあらぬ批判を受けました。この本でも、あくまで「患者の治療選択権の尊重」を述べているつもりですが、的外れの非難を受けないように、ご本人の体験談をそのまま紹介します。

I・S様、60代の男性です。

＊　＊　＊　＊

昨年（２０１５年）９月に受けたＰＥＴ検査でがんが疑われたため、紹介された病院で大腸内視鏡検査を受けました。

やはりＳ状結腸がんができているとわかり、10月の中旬に腹腔鏡手術で切除しました。手術は６時間ほどかかりました。そして、病理検査の結果、近くのリンパ節に転移している疑いがあり、ステージはⅢａになるということでした。

２週間で退院しましたが、「すぐに術後化学療法（抗がん剤治療）を始めたほうがいいので早く決めてください」と、執刀してくれた医師から言われました。「全身に散っている可能性があるので、抗がん剤しかありません」という説明でした。

ところが、その治療を受けても、再発する確率が10％下がるだけだと言います。一方で、いちばん軽い薬を使うので副作用の心配はそれほどないとも言われました。

とりあえず黙って聞いていましたが、素人なりに矛盾を感じました。「たった10％の効果を狙って、わざわざ弱い薬を使う意味」や「もっと効果のある強い薬があるなら、なぜ使ってくれないのか」などがわからなかったのです。

私自身より、むしろ同席していた妻が不信感を募らせたようで、「本当にそれしかないのでしょうか？」と疑問をぶつけました。

抗がん剤治療を否定したわけではなく、免疫を上げる方法はどうかなど、自分が調べて考えていたことを医師に尋ねたのでした。

すると、「マンションを買えるぐらいのお金をかけて治療した人もいますが、結局亡くなってしまいましたからね。そんなことはしないでくださいよ」

と、全否定の言葉が返ってきたのです。

こちらは命がかかっているのに、亡くなった患者さんのことまで引き合いに出されたことに、後で妻は憤慨していました。

放心状態に近かった私をよそに、妻は医師とやりとりを続けていました。

「がんって、なぜなるのですか？」「年を取って免疫力が下がるからですよ」

「抗がん剤は免疫力を下げないんですか？」「それしか方法はないんですよ」

「先生自身ががんだったら、抗がん剤を使いますか？」

医師は、しばらく沈黙した後で、「使うね」と言いました。

セカンドオピニオンのためのデータを出し渋る

抗がん剤治療を受けるつもりが失《う》せた私は、翌日、もう一度病院に行ってセカンドオピニオン用のデータをくださいと言いました。

「どこに行くの？」と聞かれたので、正直に免疫細胞療法を受けたいと言うと、医師は不機嫌になりました。

そして、「全部は出せませんよ、責任が持てないから」と言われました。

後日、そのデータを持って石井クリニックに行ったのですが、やはり不備があったようで、検査のやり直しになりました。

それでも、石井先生からは「悪くないタイミングで来ましたね」と言われました。ステージはともかく、抗がん剤をやる前で免疫が傷んでいないからだそうでした。

11月に入ってすぐリンパ球を採取し、年末から、ＡＮＫ療法の点滴を始めました。

最終的に2クール受け、今後もし腫瘍マーカーの値が上がったら、薬で治療する方法も検討することになっています。

＊　＊　＊　＊

以上がI・S様自身の体験談です。今は、3カ月に1回、通院してもらって様子を見ています。

彼のようなステージⅢaの進行がんを完治に導くというのは、標準治療だけでは難しいことです。担当医の勧めるまま抗がん剤治療をやっていたら、I・S様がどうなっていたか、あまり楽観はできません。

もちろん、しばらく経過を見ないと断言はできないのですが、この例は、標準治療（この場合は手術）とANK療法をうまく組み合わせると、今までと別の可能性が見えてくることを示しています。

手術でI・S様を救った担当医にも、そこを理解してほしいと思います。

なお、I・S様は、2クール目を受けているときに、持病の花粉症がよくなって驚いていました。花粉症のようなアレルギー性の症状は、「自己免疫疾患」といって、免疫が過敏になっているために起こります。治療の過程でアレルギーが治るようなケースはほかにもあり、ANK療法が、単純に免疫細胞を強化するというより、免疫本来の状態を回復させるものであることを示していると思います。

ちなみに、ANK療法は免疫を強く刺激するので、高熱などの副反応を伴います。I・S様の場合は、副反応が穏やかでしたが、点滴当日に限れば、もっと強くでる方もいらっしゃいます。ただし、発熱などは一過性です。

私のANK症例は、すでに12年間で600例を超えました。実は、引退した医師や現役の医師が、私のクリニックにがん患者として訪れることもあります。その中には、まさか、ANK療法を受けたいと言った患者さんを止めた人はいないと思っています。

多くのがん専門医は、自分ががんになったとき、どうするのだろうか。ときどきそんなことも思います。

形だけのセカンドオピニオンが「がん難民」をつくる

ほとんど意味をなしていないセカンドオピニオン

がんと診断されたら、少しでもよい治療を受けたいと思うのは当然のことです。最初に示された治療方針（ファーストオピニオン）に疑問を持って、ほかの医師にセカンドオピニオンを求める人も少なくありません。

セカンドオピニオンを受けることは国も推奨していますから、大きな病院に行けば、かなりの割合で専門外来があります。

しかし、ほかの病院でセカンドオピニオンを聞いてみたら、ファーストオピニオンと同じ治療を勧められた、とよく耳にします。

考えてみれば当然で、標準治療の範囲で考えたら、金太郎飴《きんたろうあめ》と同じでどの医師からも大きく異なる意見が出てくるはずはないのです。あちこち行けばいろんな意見を聞けるというわけではありません。

現在広く行なわれているセカンドオピニオンは、治療の選択肢を広げて完治への道筋を探すというよりは、標準治療のやり方を、患者さんに納得させるためのものになっているといえるでしょう。

がんの完治、特に進行がんの完治を目指すなら、現状では自由診療でしか提供されていない免疫細胞療法なども視野に入れたセカンドオピニオンを受けなければ、意味がありません。

かといって、患者さんがせっかく自由診療の世界に足を踏み入れても、魑魅魍魎《ちみもうりょう》が跋扈《ばっこ》しています。

次の話も、私のところに紹介されてきた患者さんの証言です。このS・T様は50代の男性で、働きながらがんと格闘してきました。

彼は、すんでのところで医者たちの食い物にされるところでした。少し長い話ですが、がん患者がどんな目に遭うのか、読んでみてください。

＊　＊　＊　＊

がん拠点病院のセカンドオピニオンでは何も変わらなかった

２０１３年の5月、下咽頭がんの治療が始まりました。

頸部リンパ節に転移しているがんを、抗がん剤で小さくしてから取るということで、3種類の抗がん剤治療（ドセタキセル、５ＦＵ、シスプラチン）を２クールやってから、リンパ節の廓清《かくせい》を含む手術を受けました。しかし、私は腎臓が弱かったらしく、このときの抗がん剤で、腎機能が低下してしまいました。

退院後は、「がんはうまく取れたけれど、転移の可能性はあるから」ということで、経口抗がん剤のＴＳ-１を服用していました。

ところが、わずか２カ月で、左右の肺と縦隔（両肺の間）に転移が見つかったのです。がん細胞の増殖を止める分子標的薬（商品名アービタックス）と、抗がん剤2剤（5FUとシスプラチン）の投与が始まりました。

その入院中、おかしいと思ったことがいくつもありました。

医師が「アービタックスが効いていない」と言うので、「じゃあ、その薬はやめるんですね」と聞いたのです。しかし、医師は「ガイドラインでセットになっているから、そういうやり方はできない」と、同じ治療を続けました。

また、腎臓を守るということで、抗がん剤（5FU）を打った後に、水だけの点滴をしました。私は、「5FUを打ってるときに、同時に水も打ったらいいのに」と言いましたが、やはり「決まりだから」とやり方は変更されませんでした。看護師さんは、「Sさんの言うことのほうが正しい」と言っていたのですが……。

何かあったとき信用を失わないように、「ガイドラインどおりにやった」という事実が欲しいのでしょうが、私は、「大学病院ってところは、ガイドラインの範囲から一歩も出ないんだな」と思ったものでした。

この治療は6クールの予定でしたが、途中で友人に勧められ、主治医に紹介してもらってセカンドオピニオンを受けました。紹介されて行ったのは、有名ながん診療連携拠点病院ですが、「ここでも大学病院と同じ治療しかできない」「予定どおり6クール受けなさい」と言われました。

しかし、5クール目で腎機能が悪化して、やむなく治療は中断しました。我慢して治療を受けていればなんとかなると思っていたのに、よくはならないし、合併症は出るし、まったく「どうしたらいいんだろう」と戸惑いました。

主治医に相談しても、選択肢は限られているとのこと。透析（つまり腎不全）覚悟でシスプラチンを続けるか、別の抗がん剤（パクリタキセル）に変えるか、作用の弱いTS-1を飲むかしかない。しかも、やったところで効くかどうかはわからないという話でした。

腎臓が音を上げて、今までの治療を続けたところで意味はない。途方に暮れて「どうしよう?」と相談したら、「またセカンドオピニオンに行ってみる?」と言われました。

しかし、わらにもすがる思いで、別のがん診療連携拠点病院に行ってみると、「様子見するしかないよね」と、けんもほろろでした。

■「あとはサイバーナイフしかない」という遺伝子治療の医師

同じ頃、地元の知人と雑談していたら、「抗がん剤で歩けなくなった知り合いがいるよ」と言われました。

そう言われて考えてみたら、がん拠点病院の受付の前には、たしかに車いすの人が多いのです。「あれは抗がん剤のせいだったのか……」と思いました。自分も手足のしびれなどが残っていて、これ以上抗がん剤をやったら歩けなくなる、という実感がありました。

自由診療で、違う治療法を探してみようと思ったのは、そこからです。

最初に受けたのは、遺伝子治療でした。

保険会社の人に相談したら、〝その方面に詳しい人〟を紹介され、遺伝子治療を勧められたのです。患部までカテーテル（細い管）を通し、抗がん剤といっしょに「遺伝子」を入れるという治療法でした。

1クール受けても大した成果はなく、医師には、「あとはサイバーナイフ（放射線治療の一種）しかない。それでダメなら様子見」と言われ、見捨てられた感じがしました。私の勘繰りかもしれませんが、「治療費を取れたからもういいや」と思われているような印象を受けたのです。

一方、大学病院にも通い続けていたので、腫瘍外来（セカンドオピニオン外来）で、別の医師の意見も聞きました。その医師からも、パクリタキセルを勧められました。

「一人暮らしだし、歩けなくなると困るから」と二度断ったら、こう言われました。

「あなたの余命は2年だから、どういう死に方をしたいか考えてきなさい」

ぴんとこないので「どういうことですか？」と聞き返したら、

「病院で死ぬか、家で死ぬかということ」

「初めに転移を説明したときにも、縦隔転移しているって言ったでしょ。だからあなたのがんは治らないんですよ」と言うのです。

■検査画像を見て「心臓大の転移がある」と脅す医師

治療の副作用で、思考力もかなり落ちていました。

「なんとかしなければ」と思っていたら、保険会社から紹介された〝ブローカー〟に、がんの本も書いている、ある医師を紹介されました。

治療としては、フコイダン（海藻の成分）の入った水素水を勧められました。

しかし、結局、その医師とは信頼関係が築けませんでした。予約を一度キャンセルされたうえ、次の診療のときに検査画像を持っていくと、いきなり「あなたのがんは、心臓の大きさぐらいになって、ここにある」と言われたのです。

「どうなっちゃうんだろう。自分はもうダメなんじゃないか」と思いました。

その後、その医師から遺伝子治療を勧められたり、ANK療法とは違う免疫細胞療法を説明されたりしましたが、まったく当てにならないと感じるようになり、何度目かの診察の際に、「命を預けられないから、失礼します」と帰ってきました。

後日談ですが、同じ画像を、石井先生がほかの放射線科専門医に頼んで診断してもらってくれました。すると、「そんなに大きな転移はない」ということでした。私が驚いたので、石井先生はもう一人別の専門医にも診てもらってくれましたが、結果は同じでした。

今にして思えば、フコイダンの医師は、しばらく治療してから「自分の治療でこれだけ小さくなった」などと言うつもりだったのかもしれません。

がんになると、大きな波が次々と襲ってきて、飲み込まれそうになるといいます。私もまさにそうでした。

初めから標準治療を疑っている人は、あまりいないと思います。「これで治る」と信じていたものが、「いや、違うようだぞ」とわかってくると、大きな波が襲ってくるのです。

私の場合、「それでは」と探した遺伝子治療も、フコイダンの医師も当てになりませんでした。自分の余命は限られているのに、出会うのは信用できない医者ばかり……。

もう、最後に「これを受けてダメならあきらめてもいい」と思える治療法はないかと探しました。そこで運よく、たまたまＡＮＫ療法の本を読み、人づてに紹介を受けて、石井クリニックに来ることができたのです。それが今、前向きに昔話をできている唯一の理由です。

＊　＊　＊　＊

■「がんビジネス」というべき医療界の詐欺商法

いかがでしょうか。

標準治療か自由診療かを問わず、多くの医者が「がん対策基本法」にうたわれている患者の人権を無視しています。法の存在自体を無視して、患者に医者の好き勝手な治療を押しつけ、死に追いやるようなことをしているのです。

こうしたことは、倫理的に人としておかしいだけでなく、法を犯す行為です。がん対策基本法に罰則規定がないからといって、外来という密室で多くのがん専門医が日常的に違法行為を繰り返しているのです。

がん患者が自由診療を選べば、国民医療費を抑制するだけでなく完治の道も開けるかもしれないのです。それを、完治の見込みもないのに延々と抗がん剤を垂れ流して患者を死に追いやり、国民医療費を無駄遣いして国の財政危機を招いているのは、医者の風上におけない亡国の輩《やから》と非難されても反論の余地はないでしょう。

そもそも医療は、患者と医師のお互いの信頼関係で成り立つものです。例えば私も、患者さんと話し合い、承諾を得て内視鏡を使用しています。ところが、がん治療の現場では、医者の横暴がまかり通っています。

がん治療は、患者さんにとって、命にかかわる怖《おそ》ろしいものです。

ところが医者のほうは、進行がん患者だから完治しなくて当然とばかり、副作用が強くて体力を奪う標準治療を押しつけています。そこでは、どれだけのお金が動いているのでしょう。考えれば途方もない金額です。

保険診療で手前勝手な治療をする医者も、国民医療費を食い物にしているのです。

進行がんでも、適切な治療を組み立てれば完治させられるケースが多いのです。ところが、多くの医者は、進行がんの患者は完治しないものと決めつけ、モルモットのように、効かない治療の間をたらい回しにしています。罪悪感がないどころか、むしろ〝点数稼ぎ〟だと考えているふしがあります。

標準治療の医者も、少し勉強すれば、がん免疫の主役はNK細胞だと、そしてANK療法が優れた免疫治療だとわかるはずです。それを知らないというのは、単に「知りたくないから」ではないでしょうか。これは、「がんビジネス」というべき医療界の闇です。

私がいちばん許せないのは、病気で心身ともに苛《さいな》まれている患者さんを、心ない医者たちが恫喝していることです。がん対策基本法の厳格な運用を求めます。

そして、がんビジネスに携わっている連中に限って、ANK療法を目の敵にします。なぜなら、ANK療法は彼らにとって「効きすぎるから」です。儲《もう》けの種を奪われるから、10年以上もANK療法を黙殺しているのです。

私が理事長を務めている「がん治療設計の窓口」という一般社団法人（新日本橋石

井クリニックとは別組織）は、あらゆる治療の中から、患者さんごとに適した治療法の組み合わせをアドバイスし、いっしょに完治を目指していく相談窓口です。

安すぎる手術料が病院を抗がん剤漬けにしている

■日本の病院の手術報酬は米国の10分の1以下

S・T様の証言をもう少し別の角度から検証してみましょう。

標準治療の進行がん治療では、手術と抗がん剤は基本セットになっています。患者さんが抗がん剤を断ると、病院でいい顔をされません。ガイドラインがそうなっていることと併せて、抗がん剤治療をしないと病院は赤字になってしまうからです。

それは、保険診療の診療報酬に偏りがあるからです。日本の手術代は異常に安いのです。保険点数を決めている厚労省にも罪があり、多くの医師が是正を求めていますが、なかなか改善されません。

同じ手術をしても、日本の手術料は米国の10分の1以下ではないかと思われます。例えば、米国で急性虫垂炎（盲腸）の手術をすると、病院は2日程度の入院でトータル400万円ぐらいの報酬を受けます（費用を出すのは通常、民間の医療保険会社です）。10年前のこと、近隣の大手商社から、「社員が米国滞在中に受けた急性虫垂炎のカルテを検証してほしい」と要請がありました。そのカルテを拝見すると、費用明細もついていて、日本円で400万円でした。

治療内容はごく普通の虫垂炎の手術で、入院もたった2日。私はまず費用のほとんどが手術代であることに驚きました。そしてカルテを詳細に見ると、分厚い書類には外科医、麻酔科医、看護師とおのおのの担当が記述されていますが、すべてコピーアンドペーストで数十ページになっていて呆れました。

そんな内容で400万円ですから、それに比していかに日本の医療費が安いか実感しました。一方の日本では、同じ手術の報酬が、入院費を含めてトータル30万～40万円といったところでしょう（費用の大半を出すのは社会保険、国民健康保険などの公的保険です）。本人の窓口負担は十数万円でしょう。

がん治療でも同じことで、手術代が安い分、病院経営を維持するには、抗がん剤を使い、入院日数を長くして帳尻を合わせるほかありません。

それにしても、がんのように生死を分けるリスクが伴う手術をして、手術代が数十万円というのはおかしいと思わなければなりません。

もし患者さんが手術ミスで亡くなったら、億単位の賠償が請求されることもあります。

もちろん私がいいたいのは、手術ミスで死亡した医療事故に対する賠償請求額として高すぎるということではありません。数十万円の手術代で億単位の賠償を請求されるから、最近の医学部卒業生が命にかかわる外科系を回避して、眼科や皮膚科に流れる傾向が強いのです。

不要な手術をする外科医もいるかもしれませんが、大多数は真摯に手術と向き合って診療しています。外科の医療従事者のおかれた厳しい環境に対して、批判するのは簡単ですが、もっと国民が理解しないと外科医がいなくなってしまうのではないかと危機感を覚えます。

私は、完治しない、延命だけでしかない、しかも重大な副作用の可能性が内在するオプジーボに高額の薬価をつけるよりも、米国のように手術だけで病院経営ができるように医療のゆがみを是正していかないと、いつまでたっても抗がん剤の垂れ流しがなくならないと思っています。

標準治療の奴隷になった歌舞伎界の名優

■がん拠点病院に阻止されたＡＮＫ療法

がんをビジネスにしている医者たちが、ＡＮＫ療法を黙殺したり、患者さんを囲い込もうとしたりすることはすでに述べたとおりです。

私のクリニックには、ＡＮＫ療法を仲間に内緒で受けに来る医者も少なくありませんが、皆さんがご存じの著名人（例えば芸能人やアナウンサーなど）も密《ひそ》かにおいでになります。

２０１２年に食道がんで亡くなった、ある方についてお話ししましょう。

人気役者だったその方は闘病についてもいろいろいわれました。しかし、その噂《うわさ》や報道には真実でない部分があります。それも、ここで明らかにしたいと思います（仮にAさんとします）。

Aさんが最後に入院したのは、私の母校でした。当時の主治医が私の後輩だったので、直接、その経緯を聞いたことがあります。

それによると、Aさんは、6月の初めに食道がんと診断された時点で、骨盤播種《はしゅ》（骨盤への転移）があったそうです。すでに進行がんだったわけです。

すぐに手術しなかったのは手術ができなかったからです。あらかじめ抗がん剤で骨盤播種を叩いてから、手術に持ち込む予定で抗がん剤を大量投与しました。

どこにできたがんでも、転移が見つかった状態のままでは手術の対象になりません。手術後に激増する〝傷の回復を促す増殖信号〟によって、転移巣が暴れ出して手に負えなくなるからです。これは、がん治療に携わる者なら誰でも知っている常識です。

7月に行なわれた手術も12時間と、食道がんにしては長時間かかりました。これは、骨盤のほうに転移したがんも切除しようとしたためでしょう。結局、病変を取りきれずに終わったので、術後さらに抗がん剤投与を続けたのです。

Aさんが、手術の後遺障害のために誤嚥性肺炎《ごえんせいはいえん》を起こしたという報道がありました。しかし、その情報は事実と違っています。実際には、抗がん剤の副作用による間質性肺炎だったのです。

間質性肺炎というのは、肺の組織がダメになって、ガス交換ができなくなる病気です。ステロイド剤を投与するしか治療法はありませんが、ステロイドを投与すると免疫抑制となり、がんがよけいに暴れるので投与できませんでした。

そのままでは生きていくことができません。

そこでAさんは、生体肺移植をするまで命を持たせるために、人工肺（エクモ）を求めて私の母校に転院してきたのです。ところが、残念なことに、手術を受ける前に脳出血を起こして亡くなりました。これが真実です。

実はAさんの周囲も、手術前にANK療法を検討していました。

食道がんと報道されてから間もなく、彼が手術を受ける前に、ご家族から打診があったのです。しかし、入院中のがん拠点病院が猛反対したためにANK療法を受ける機会を逸し、標準治療を受け続けて亡くなってしまいました。

私は歌舞伎が大好きなので、この名優がANK療法を受けていたら歌舞伎界ももっと発展しているだろうと思うと、悔やまれてなりません。

20世紀の治療法である抗がん剤に依存する標準治療を、やみくもに患者に強制しているがん拠点病院の罪は、誠に大きいといわざるをえません。

欺瞞の渦
医者の嘘と隠ぺい

「未承認治療は危険」という間違い

■自由診療という医療制度の枠組みが周知されていない

私は、ＡＮＫ療法と分子標的薬の併用を、自由診療として実施しています。標準治療＋αの「α」として進行がんを完治に導くカギは、免疫力を高める全身療法しかありません。そういう確信のもとで自由診療をしているのです。

しかるに、これを「国が認めていない未承認治療だ」と断じて、患者さんを恫喝している医者が少なくありません。

どういうことか、お話ししましょう。

わが国には、国民皆保険の公的医療保険制度（社会保険と国民健康保険）があり、一定水準の医療を、誰もが平等に受けられる体制が整っています。こんな素晴らしい国はほかになく、今後もできるかぎりこの制度を守っていくべきです。

とはいえ、あらゆる治療法や薬を、すべて公的医療保険でまかなうことはできません。特に、がんの先端医療や新薬は、ほとんどまだ保険適用外なのです。ANK療法も、今のところ自由診療という枠組みで提供するほかありません。

もっとわかりやすい例を挙げれば、形成外科手術の多くには保険が使えますが、美容整形手術には保険が適用されないので自由診療です。基本的に、誰もが平等に受けられるのが保険診療、自分自身の判断で受けるのが自由診療です。

わが国の医療サービスは、皆さんおなじみの「保険診療」と、がんの先端治療など、よほどのことがなければ普通は縁がない「自由診療」の2本立てになっているのです。保険診療がすべてマニュアル化されているのに対して、自由診療は、医師の裁量によってさまざまな治療が組み合わせられます。したがって、標準治療で治らない病気を、医師の工夫で治療できるメリットがあるのです。

ところが、がんの患者さんが自由診療にたどり着くのは、並大抵のことではありません。自由診療のことがあまり正しく理解されていないうえ、前述したような、医師による患者の治療選択権を無視した妨害があるからです。

患者さんの自由診療受診を阻む代表的なロジックが、「それは未承認治療だから」というものです。その欺瞞《ぎまん》を暴いておかねばなりません。

医者がよくいう「未承認」とは何のことでしょうか。

保険診療と自由診療をどう受けるかは患者さんの自由

保険診療と自由診療。この違いを簡単にいうと、医療機関が受け取る医療報酬の〝出どころの違い〟にすぎません。

例えばですが、歯医者さんに行って差し歯を入れるとき、プラスチックの歯は保険が利くけれど、セラミック製の歯は保険が利かないといったことがあります。

歯科医師は、患者さんと相談して、どちらを処方することもできます。保険が利く差し歯を選んだなら、患者さんは通常3割負担。残りの額は、歯科医院が健康保険組合に請求します。一方、保険が利かない差し歯なら、患者さんが全額自己負担することになります。

要はそれだけのことなのです。

ただし、公的医療保険の運用上、「混合診療規制」というルールが適用されます。病院は、一人の患者さんの特定の病気（例えばAさんの胃がん）に、保険診療と自由診療を同時に行なうことはできないのです。

これは、国民が拠出し合っている医療費の〝使い方をめぐるルール〟です。

したがって、保険診療を中心にがん標準治療を行なっている大病院では、原則として自由診療を実施することはできません。そして、治療費を健康保険組合に請求します。

一方、私のクリニックのように自由診療を提供している医療機関は、その患者さんに保険診療は実施できません。そして、治療費はすべて患者さん自身からいただきます。保険が利く検査や治療は、保険診療機関で受けていただきます。そういう役割分担なのです。

ただし、一人の患者さんがＡ病院で保険診療、Ｂクリニックで自由診療を同時に受けることは、混合診療ではありません。同一病院で自由診療と保険診療を同時に行なうのが混合診療です。ＡＮＫ療法と標準治療は混合診療になるからできないと言う医者がいますが、別の医療機関で行なうなら合法なので、それは真っ赤な嘘です。

　患者さんは、保険診療機関の許可など受けなくても、自分の意思で、自由診療機関に相談、

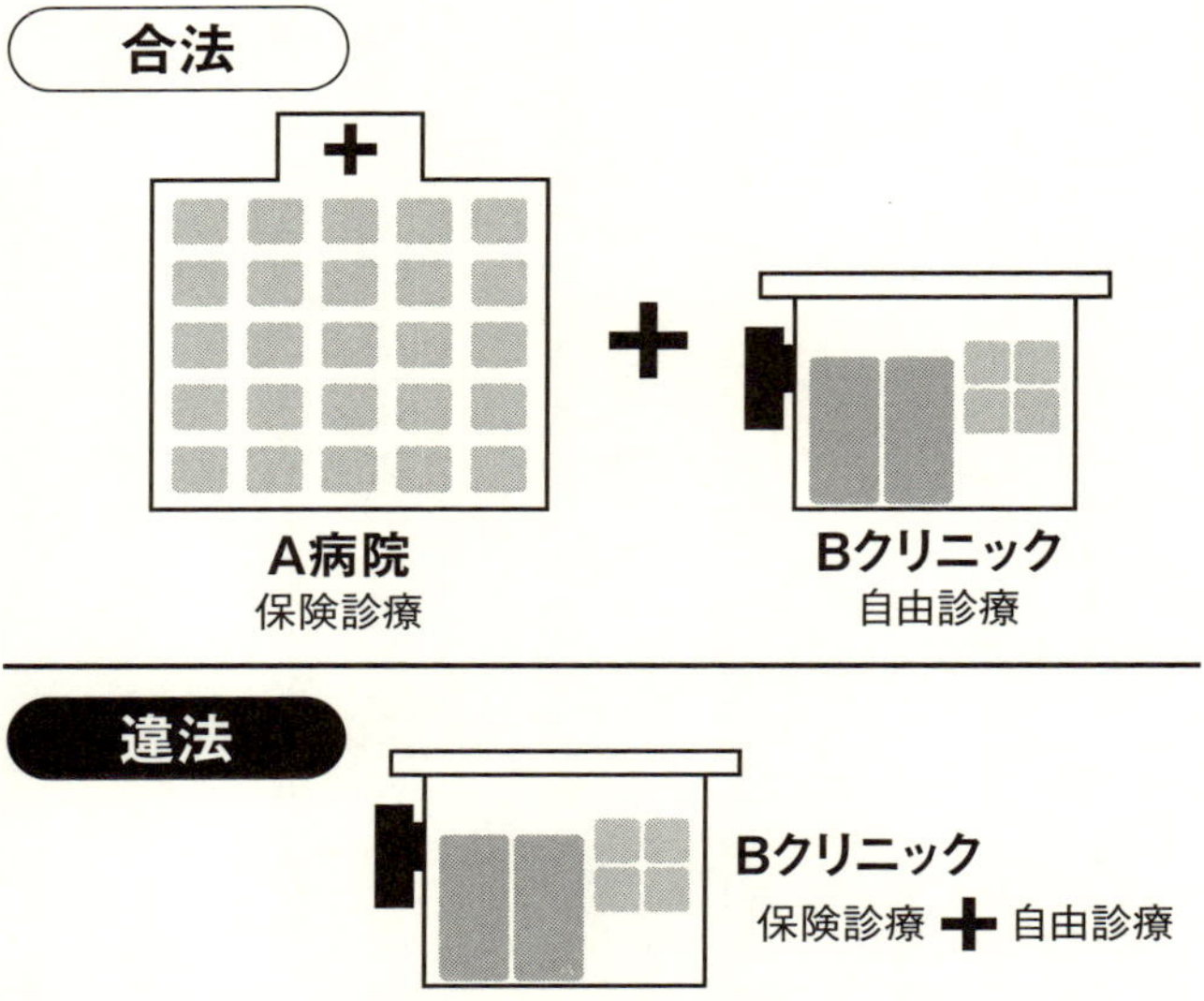

1人の患者に同一施設で保険診療と自由診療をやってはいけない

受療してかまいません。特に進行がんの治療では、保険診療を補う自由診療の役割は大きいといえます。

その選択を阻もうとする保険診療機関の医者の料簡《りょうけん》は、いかに狭量なことでしょうか。

免疫細胞療法は保険適用外で、国民健康保険のお金は使いません。しかし、自由診療での実施は国の制度として認められています。保険適用になっていないだけで、自由診療なら医師法で認められている医師の裁量権で治療することが可能なのです。

未承認だから認められないというのは医者の嘘です。「未承認」などと発言する医者は、無知でなければ、患者をミスリードするまやかしを言っているのです。

医者が「未承認」と言うのは保険診療で使えない薬だという意味

保険診療というのは、〝国が認めたガイドライン〟に載っている検査や治療、薬などを、決まった方法で患者に提供し、何を提供したか集計して、国に料金を請求するしくみです。

保険診療の診療報酬は、厚労省の諮問機関である中医協（中央社会保険医療協議会）が決定しています。

狭義の「診療報酬」（技術料）は、初診料、検査、手術などの項目ごとに、一律で料金（点数）が定められています。私が「手術料が安い」と先述したのは、こうして決められている診療報酬の点数のことです。

また、経費にあたる「材料費」（特定保険医療材料費）もありますが、この部分は病院の収益に結びつくわけではありません。ほとんど実費なので、儲かるのは医療機器メーカーです。

問題が多いのは、日本の薬漬け医療の原因にもなっている「医薬品費」です。保険診療機関が使う医薬品は、ＰＭＤＡ（医薬品医療機器総合機構）という独立行政法人の審査を経て、厚労省が製造販売を承認、さらに薬価収載したものに限られます。病院が処方する薬の値段（点数）は、やはり中医協の薬価基準によって一律に決まっており、それが病院の収入になるのです。

製薬業者が医薬品の製造販売承認を受けるには、治験（臨床試験）を重ねてエビデンスを構築し、ＰＭＤＡに申請することが必要です。その審査を通って、厚労大臣が承認することを「薬機承認」といいます。

保険診療機関の医者が自由診療を指して言う「未承認」とは、実に巧妙なごまかし表現ですが、わが国の医療制度に照らしてみると、「国の保険適用の承認に至っていない薬や医療技術」のことを指すと考えるのが妥当です。

免疫細胞療法にも「保険適用」の枠組みだけはつくられた

これまで、ＡＮＫ療法などの免疫細胞療法には、医薬品の薬機承認のような保険適用の道筋がありませんでした。当然、自由診療で実施するほかなかったのです。

しかし、最近になって、ようやく少しずつ風向きが変わってきました。

まず、混合診療規制の弊害が論じられるようになり、２０１６年４月、限定的に混合診療規制を緩和する「患者申出療養制度」というしくみがスタートしました。

保険適用外の治療が患者さんに適していると認められ、治験や先進医療に参加できない場合などに、患者さんの申し出に基づいて、保険診療機関で自由診療を受けることを可能にしたのです。

まだまだ要件も厳しく、メリットやデメリットも含めて議論すべきことはたくさんありますが、大きな方向性としては肯定的に評価すべき変化だと思います。

また、２０１４年からは再生医療関連３法が施行されており、免疫細胞療法も、その枠組みの中に組み込まれています。

再生医療関連３法とは、再生医療推進法、再生医療安全確保法、医薬品医療機器法（改正薬事法）のこと。これにより、再生医療等（さまざまな幹細胞や免疫細胞を使った治療）を国の監督下におき、安全かつ迅速に国民に提供する目的があります。

再生医療といえば、厳密にはｉＰＳ細胞などを使い、組織の再生を目的として行なわれる医療ですが、法的には免疫細胞療法も同じ枠組みで扱われることになりました。

このことの意味は、決して小さくありません。一部の医者が「未承認治療」と言ってバカにしていた免疫細胞療法ですが、国が将来の保険適用を目指すとしたことから、公に認められたがん治療法となったわけです。

こうしてようやく位置づけが明確になった免疫細胞療法ですが、大学病院やがん拠点病院の現場は、相変わらず無法状態です。

とことん抗がん剤治療を推し進め、患者さんが副作用で消耗して何もできなくなると、ようやく「もう手は尽くしたので、ホスピスに行くか、あなたが受けたかった免疫細胞療法を受けてもいいですよ」と言うのです。

そこまで標準治療を受け尽くしたら、免疫はガタガタです。そこからANK療法を始めても、十分な効果を得ることは困難になっています。

がん専門医たちは、人の命を軽んじています。標準治療の限界はもはや明らかなのに、生きるか死ぬかというがん患者の治療選択権を奪うことが、どうして許されるのでしょうか。

これは明らかに法に反しており、医者の倫理以前に違法行為なのです。

「自由診療は高い」「保険診療は安い」というまやかし

■「自由診療は利益主義」という誤解

保険診療と比べて「自由診療は高い」と、皆さんも思っているでしょう。

私も、保険の利かないＡＮＫ療法を提供していますから、全額自己負担となる自由診療が患者さんにとって経済的に重荷であることはわかっています。

しかし、「自由診療で金儲けをしている」などと誹謗《ひぼう》する一部の人には、大きな偏見と誤解があります。

まず、自由診療は国が認めている医療制度です。その意義を考えてください。

「悔しいけど、値段が高くて受けられません」

残念ながら、そう言って受療を断念する人が多いのは確かです。しかし、自由診療は誰もが平等に受けられる保険診療を補完するしくみです。経済的に受けられない人がいても、やむをえない面があるのです。

もちろん、ＡＮＫ療法を誰もが受けられるのが理想ですが、現状ではそうなっていないので、工夫が必要です。例えば、あまり経済的に余裕がないという人でも、生命保険の生前給付金や、医療保険の診断給付金などを利用して、ＡＮＫ療法を受けることのできる場合があります。

まだ若い方なら、高額な医療費には、あらかじめ民間の保険で備えるなどといったことも検討してみてください。命はお金に代えられません。

実際には保険診療のほうが多くの医療費を食いつぶしている

自由診療の治療費は、患者さんの自己負担だけ見ると保険診療より高く感じると思いますが、トータルで見れば保険診療の足元にも及びません。

自由診療が高いというなら、保険診療にかかっている費用はもっと多額です。

私は以前、大学病院の後輩に、進行大腸がんの患者さんが亡くなるまでにかかる平均的な医療費を試算してもらったことがあります。すると、当時で2000万円ぐらいでした。この中には、治療によって起こった合併症のケアにかかる費用も含まれます。治療がさらに医療費を膨らませているのです。

国民が窓口で負担する額は、通常3割です。さらに、がんのような大病をして入院・手術などをすると「高額療養費制度」で、最大月10万円支払えば残りは免除されます。

患者さんの負担感とは直接結びつきませんが、がん医療には莫大《ばくだい》な国民のお金が投じられているのです。

しかも大きな問題は、2000万円もかけて患者さんが亡くなってしまうことです。ANK療法は全額自己負担ですが、国の財政を圧迫することもなく、患者さんのがんを完治させることも可能なのです。命の値段を考えたらどちらが得かわかるでしょう。

保険診療は一見安いようでも、実際に病院に入ってくるお金は莫大なものになります。患者さんを検査と薬漬けにし、無用な医療を行なって、国民医療費の無駄を盛大に生み出しているのは、むしろ保険診療のほうなのです。

保険診療の医師は、目の前にいる患者さんから直接お金を搾り取るわけではありませんから、自分の心を痛めることなく、じゃぶじゃぶ医療費を使っているのではないか。そう考えることもできます。

昨今、「医療費の不正請求」が問題にされることもあるように、保険診療医や病院の金銭感覚は、どこか狂っているところがあります。保険診療を食い物にしている医者が少なからずいる。そのことひとつとっても、「自由診療は儲け主義」という非難はあたらないことになります。

保険診療の従事者にも、「みんなが拠出している貴重なお金を使っている」という意識が必要です。

医者といっても聖人君子ではありませんから、自由診療にも保険診療にも、利益第一主義の医師は、ある程度交じっていることでしょう。どんな世界にも「悪徳代官」や「悪徳商人」にあたる人物がいるのと同じことです。

そうした一部の悪徳医師のために白い目で見られるのは、自由診療であれ保険診療であれ、公明正大な医者にとって迷惑な話です。

ANK療法は、1クール400万円台の患者自己負担で実施可能となる治療法です。この値段は、自由診療だから儲けてやろうと、勝手気ままに決めているわけではありません。必要な経費をカバーしながら安定した医療サービスを提供できるという、ぎりぎりのラインで設定しているのです。

もしも仮に、ANK療法が保険診療で受けられるなら、私は保険診療をやっています。これはがんビジネスではないのです。

私だけでなく、ANK療法実施医療機関やこの治療法にかかわる多くの人々は、できるだけリーズナブルな料金設定で、多くの患者さんの命を救いたいと考えているはずです。

抗がん剤の限界を隠している医師たち

分裂中の細胞なら見境なく殺す殺細胞剤

新しいがん治療薬が出るたびに、メディアは「夢の新薬」だと大騒ぎします。しかし、そもそも薬でがんを完治させるということは、原理的に不可能なのです。薬というものには、NK細胞のような識別能力がないので、がん細胞と正常細胞を見分けて攻撃するわけではありません。抗生物質が効くのは、人の細胞にはない細菌の構造を標的としているからで、がん細胞と正常細胞に、そういう明確な物質的違いはありません。

だから、抗がん剤はがん以外の細胞や、正常細胞である免疫細胞も攻撃してしまうのです。

そういう〝薬の限界〟を理解しないで、「最近は、がん細胞だけを殺す薬が出てきました」などと語る医師がいるので、あまりにも能天気だと呆れざるをえません。そういう医者の言葉は信用できません。


では、抗がん剤とは、どのような作用をする薬なのでしょうか。

従来の抗がん剤は「殺細胞剤」といって、がん細胞か正常細胞かを問わず、分裂中の細胞を殺す薬です。

この薬は、「多くのがん細胞の分裂は、正常細胞よりも速い」という前提で使われています。極端な話、正常細胞が大きなダメージを受ける前に、がん細胞のほうをより多くやっつけるという発想です。

しかし、がん細胞より分裂が速い正常細胞はいくらでもいるので、必ず、ご存じのような副作用が伴います。正常細胞が全滅しないうちに、がん細胞をすべてやっつけるということは無理なのです。

誤解がないように付け加えますが、私は「殺細胞剤を使うな」とはいっていません。その限界をわきまえて、最大の治療効果を引き出すべきだと考えています。しかし、医者は抗がん剤の限界をほとんど語らず、効果だけを患者に強調しがちです。

がん細胞の増殖を止めるが殺すことまではない分子標的薬

欧米の新薬開発の専門家は殺細胞剤の限界をよく知っているので、最近になって開発されている新しいがん治療薬は、ほとんどが「分子標的薬」と呼ばれるものになってきました。

欧米では、標準治療の化学療法も、すでに分子標的薬を中心としたものに様変わりしてきています。21世紀の抗がん剤は分子標的薬であり、殺細胞剤はひと時代前の薬になっているのです。

わが国のがん標準治療が、いまだに殺細胞剤を主流にしていることが、いかに時代遅れかわかるのではないでしょうか。

分子標的薬にはさまざまなタイプがあります。しかし、主に共通する働きは、殺細胞剤のように細胞を殺すことなく、その増殖にブレーキをかけることです。

がん細胞でも正常細胞でも、細胞の表面にはいろいろな物質が顔をのぞかせています。そうした細胞表面物質の中には、細胞が分泌するサイトカイン（ある種の信号を伝える物質）と結合して、増殖信号を核に伝えるものがあります。これを、増殖信号の「レセプター」（受容体）といいます。

レセプターにサイトカインが結合すると、細胞の核に増殖信号が伝わって、細胞は分裂を始めます。そして、がん細胞には、この増殖信号を受け取るレセプターが、非常に多かったり、過敏だったりするものが多いのです。

そこで、そのレセプターを先にふさいでしまい、増殖信号を受け取れなくするのが分子標的薬です。そうして増殖信号をブロックすれば、がん細胞の勝手な増殖にブレーキをかけ、がんの進行を食い止めることができます。

ただし、分子標的薬も「がん細胞だけに効く夢の治療薬」ではありません。殺細胞剤のような副作用はありませんが、正常細胞の分裂もじゃまするので、いろいろな副作用があります。

分子標的薬は、進行を食い止めている間に、ＮＫ細胞ががん細胞を殺してくれると大きな効果を発揮します。ときどき「スーパーレスポンダー」といって、がんが消えてしまうような患者さんも出ます。

しかし、薬自体はがんを殺さないので、分子標的薬も「がんだけを殺す薬」といったらいいすぎになります。

「夢の治療薬」は自己免疫疾患が多発する副作用がある

キラーT細胞の攻撃力を解放する分子標的薬

2014年、前年に米国で初めて承認された免疫チェックポイント阻害薬である分子標的薬（オプジーボ）が、日本でも一部のがんに使えるようになりました。

今のところ、メラノーマ（皮膚がんの一種である悪性黒色腫）と一部の肺がん、腎臓がんで保険適用になっていますが、将来的にはもっと適用範囲を広げていこうという気運が巻き起こっています。

これはどういう薬かというと、がん細胞の「盾」のひとつを無力化するのです。

がん細胞が免疫から身を守るすべは実に多彩です。そして、最後の手段として、攻撃をかけてくる免疫細胞の表面物質に結合し、ブレーキをかける物質を撒《ま》き散らすという手も使います。忍者の使う〝撒きビシ〟みたいなものです。

免疫チェックポイント阻害薬は、その〝撒きビシ〟がくっつく免疫細胞側の表面物質に先に結合します。すると、いざがん細胞がブレーキ物質を出しても、免疫細胞は攻撃力をそがれないまま、がん細胞を殺すことができるというわけです。

現在承認されている免疫チェックポイント阻害薬のうち、オプジーボは、主にT細胞の表面に出ているPD‐1という免疫チェックポイント分子に結合するので、PD‐1抗体と呼ばれています。

NK細胞以外にも、がん細胞を攻撃する免疫細胞はいくつかあり、T細胞の一部にあたるキラーT細胞（CTL）が代表的です。CTLは、NK細胞を主力とするがん免疫においては補助部隊。ANK療法実施医療機関でも、条件が合えばCTL療法を実質無償で提供しています。

私は、比較的安心して使える分子標的薬なら、積極的に保険適用外でANK療法と併用しています。そこで、PD‐1抗体はどうかと思ったことがあり、調べてみました。

　すると、これはけっこう危ない薬なのです。

免疫のブレーキを外すと自己免疫疾患が起こる

　ＣＴＬの認識システムは、ＮＫ細胞とはやや異なります。ＮＫ細胞のように、がん細胞と正常細胞を見分けているわけではなく、自分の標的物質を見つけたら攻撃する、単純な細胞なのです。

　ＮＫ細胞は、生まれながらに、がん細胞を識別し、狙い撃ちで攻撃する能力をもつ「自然免疫」です。一方、ＣＴＬは、相手が、がん細胞か正常細胞かを区別せず、自分のもつ型番と合う標的を見つけると、急激に増殖しながら攻撃をかける「獲得免疫」となります。

　ところで、がんという病気の大きな特徴は、異常に強い免疫抑制ですが、私たちの免疫は、健康なときでも、ある程度抑制されているのが普通です。

免疫の働きが過剰になると、キラーT細胞が暴走して、自分自身の細胞を攻撃する「自己免疫疾患」を起こしてしまうのです。アレルギーやリウマチなどです。

ＰＤ－１やＣＴＬＡ－４などの免疫チェックポイント分子は、Ｔ細胞が過剰に活性化して、自己細胞を攻撃しないように制御するボタンでもあるのです。

なお、ＣＴＬＡ－４はキラーＴ細胞の暴走を抑えている制御性Ｔ細胞に特徴的な免疫チェックポイント分子で、２０１５年に承認された免疫チェックポイント阻害薬ヤーボイ（商品名）はここに作用するものです。

ＰＤ－１であれＣＴＬＡ－４であれ、免疫チェックポイント分子を薬で無効にすると、免疫システムはブレーキが壊れた車のような状態になります。

それが、免疫チェックポイント阻害薬の副作用の特徴です。免疫を解放する反動として、Ｉ型糖尿病、炎症性腸疾患、関節リウマチ、膠原病《こうげんびょう》、筋ジストロフィー、重症筋無力症などの自己免疫疾患、心筋炎、間質性肺炎などを発症する可能性があるのです。

大きな病院でインフォームドコンセントを受けた患者さんから聞いたのですが、オプジーボを使用した人に副作用が出る頻度は3割ぐらい、治療不能な重篤な副作用も1割ぐらいの人に現れると言われたそうです。

製薬会社に聞くと、現在、国内で免疫チェックポイント阻害薬を使える医療機関は限られています。しかし、個人輸入して自由診療で使っている医療機関もあるということです。

大きな病院ならともかく、設備の整っていないクリニックでこういう薬を不用意に使うのは、ダムの堰《せき》を外すようなもので、何が起こるかわかりません。

しかも、この薬もがんを完治させるものではなく、治療効果は「延命」にとどまります。こんな薬を「夢の薬」とあおるのは、罪深いことではないでしょうか。

薬の怖さに対して無感覚になっていないか

もしも免疫チェックポイント阻害薬が、T細胞ではなく、NK細胞だけの免疫チェックポイント分子をブロックするものなら、もっと違う評価ができるかもしれません。

とはいえＮＫ細胞の制御システムは、より複雑だと思われます。そういう薬ができればいいのだが……と夢想するのみです。

しかし私は、Ｔ細胞だからダメ、ＮＫ細胞だからいいと主張したいわけではありません。薬というものは常に「両刃《もろは》の剣」であり、切れすぎる刃物はやはり危ないということを、認識すべきだといいたいのです。

私自身も以前、ＡＴＬという特殊な白血病で保険適用となっている「ポテリジェント抗体」に、大きな期待をかけたことがあります。

分子標的薬の中には、ＮＫ細胞のがん攻撃力を高める「ＡＤＣＣ抗体」と呼ばれるタイプがけっこうあります。例えば、ハーセプチン（商品名）という薬はＮＫ細胞のがん攻撃力を２～３倍にします。こういうものは当然、ＡＮＫ療法とも相性がいい薬です。

しかし、ポテリジェント抗体はそのＡＤＣＣ活性を何十倍にもします。この技術で分子標的薬の切れ味がよくなれば素晴らしいと思っていたのですが、実際にはやはり副作用が強くなるようです。

何十倍でなく、2～3倍だからいいということもあるのです。薬というものに対して、医師は畏れを持たなければいけないと思います。

ある患者さんが、がん拠点病院でANK療法のことを相談したら、「それよりも免疫チェックポイント阻害薬がいい」と言われたそうです。

その患者さんは、メラノーマでも肺がんでもないので、そもそも保険診療で免疫チェックポイント阻害薬は使えません。医者は、意味のない話を持ち出して、患者さんにどんなメリットがあると考えたのでしょうか。2016年11月現在、腎細胞がんに対して適用拡大されました。

免疫細胞療法のエビデンスを黙殺

■K医師も認めている唯一の免疫療法「LAK療法」

少なくとも免疫チェックポイント阻害薬が出てくるまでは、多くの標準治療の医師が、「免疫療法にエビデンスはない」と言っていました。

前述のK医師も、著書の中で、免疫療法は医学的に効果が証明されていないと述べています。しかし、その一方で、「本当に効く免疫療法もあるが、強烈な免疫刺激があるから危険だ」ともいっています。

がんに関する多くの論文を読み尽くしたと自負するK医師が、「本当に効く免疫療法」といっているのは何のことでしょう。

これは、ANK療法の前身となった「LAK療法」のことです。LAK療法は、1984年に米国NIH（国立衛生研究所）が大規模臨床試験を行なった免疫細胞療法です。患者の血液を特殊な装置で体外循環させ、その血液中から採取したリンパ球を免疫刺激物質のIL-2（サイトカインの一種）で3日間培養。NK細胞を活性化させた後に、大量のIL-2とともに体内に戻しました。

この臨床試験の対象となったのは、もう標準治療が効かなくなった数百名の人でした。ところがLAK療法は、そのうち15〜25％の人の腫瘍の大きさを半減するなど、全員に何らかの効果を上げたのです。大きな腫瘍を消滅させて、その後も再発しなかった例もありました。

これこそが、NK細胞を使った免疫細胞療法の有効性を初めて証明した歴史的エビデンスです。

標準治療の医者がANK療法にはエビデンスがないと主張することがあります。しかし、米国NIHが数千億円をかけて行なった臨床試験によって「NK細胞ががんを殺す」と証明されたことをエビデンスとはいわないのでしょうか。臨床試験を日本でやっていないから認めないとでもいうのでしょうか。

■LAK療法の弱点を克服して実用化された「ANK療法」

では、K医師が「強烈な免疫刺激があるから危険だ」といっているのは、どういう点でしょうか。

実は、その当時、NK細胞だけを選んで培養する技術は存在しませんでした。NK細胞の培養は、今日でも極めて難しいのです。

NK細胞を含むリンパ球を3日以上培養すると、NK細胞の活性が下がってしまうため、LAK療法では、そのタイムリミット内にサイトカイン（IL-2）を併用して一気に体内に戻しました。

しかし、IL-2の大量投与には、免疫刺激効果とともに強い副作用があります。

LAK療法の治験は、リスク管理のために集中治療室で行なわれましたが、それでもIL-2投与の副作用によって、何人かの人が亡くなっています。これが、「強烈な免疫刺激による危険」といわれるものです。

結局、ＮＩＨもＮＫ細胞の培養をあきらめたため、ＬＡＫ療法がそれ以上研究されることはありませんでした。しかし、大量のＮＫ細胞を使った免疫細胞療法の効果は、ここで証明されているわけです。

多くの研究者がＮＫ細胞の培養をあきらめる中、地道に研究を続けた日本人グループがありました。その結果、ＮＫ細胞の選択的増殖と活性化を両立できる培養技術が確立され、ＬＡＫ療法の弱点を克服することができました。それによって、今日、集中治療室を使わなくてもクリニックで安全に実施できるＡＮＫ療法が実用化されたのです。

ＡＮＫ療法は、米国ＬＡＫ療法のエビデンスを基にした免疫療法です。つまり、「免疫療法は医学的に効果が証明されていない」というのは嘘なのです。

がん専門医たちは、今後、「免疫チェックポイント阻害薬にはエビデンスがあるが、免疫細胞療法にはない」と言い始めるかもしれません。しかし、それは免疫細胞療法のエビデンスを知らないか、知ろうとしていないだけなのです。

医者の罪と罰 5

マスコミの罪と罰

いきすぎたがん報道

出版社はその原点に返るべきではないのか

K医師の本を売っておいて文化人として顕彰？

がんは、現代人にとって最大の死亡原因です。

だから当然だとはいえますが、テレビや雑誌をはじめとするメディアは、がんについてしばしば報道します。そうした報道に接すると、マスコミは、まじめにがんと向き合っているのか、疑問を感じることが少なくありません。

特に、B社という出版社には呆れ果てます。

B社といえば、歴史もあり、現在も出版社として売上ベストテンに入る、日本を代表する大手出版社です。近頃では、週刊誌のスクープ報道で「B砲」などといわれるほどまた耳目を集めているようですが、会社としての姿勢はどうなのでしょう。政治スクープや芸能報道についてまでとやかくいう立場ではありませんが、最近のB社の表彰のあり方には私は強い疑問を抱いています。

C賞です。C賞は、N会が文芸・映画などの文化に貢献した人を表彰する賞だといいます。

2012年、その第60回表彰には、K医師の名もあります。彼のがん放置理論は、川島なお美さんの件ですっかり化けの皮がはがれたと思いますが、そういう人物に文化的な業績を認めて賞を与えるという見識はどうなのでしょう。

C氏といえば、B社の創業者です。しかも、N会は公益財団法人ですが、B社のビル内に事務所があります。ということは、K氏の表彰にB社の意向が働いていることは否定できないでしょう。

私も「放置など！」と熱くなってしまいますが、冷静に考えれば、K医師は一個人として持論を展開しているだけにすぎません。

われわれの社会は「言論の自由」が認められているのですから、彼が持論を発表し、ほかの医師がそれに反論するのは健全なことです。ところがメディアは、一方を正論のように取り上げ、国民の理解にバイアスをかけているのではないでしょうか。

B社以外のメディアも同罪です。

言論の自由のもと、広く情報や意見を提供し、判断は読者にゆだねるという姿勢のようです。私は、よく考えて出版してほしいといっています。

メディアは今や、「第4の権力」ともいわれるほど、国民に影響力を持つ存在です。言論の自由はメディアの責任によって担保されるものであり、メディアの姿勢がおかしいと、言論の自由もゆがんだものになってしまうのではないでしょうか。

K医師の事実上の出世作は、1996年にB社から刊行されています。その後もB社は、彼の本をたくさん世に送り出しています。その人物に賞を与えるとは、営業的な意図のようなものを感じざるをえません。

そのような行為が、川島なお美さんのような人をさらに生み続ける原因にもなるということを、怖いとは思わないのでしょうか。

視聴者を迷わせる報道姿勢は問題だらけ

間違ったがん情報を平気で垂れ流しているマスコミ

テレビや週刊誌などのマスメディアには、売上のため、もしくは注目を集めるために、事実の曲解や誤解に甘い体質があるのではないでしょうか。がん報道では、きちんと事実を把握して、あるいは理解して情報を流しているのでしょうか。

一般の人たちのがんに対する知識は、ほとんどがマスメディアやインターネットの記事によってつくられるといっても過言ではないでしょう。報道の質が、国民のがんに対する認識に影響します。だから気をつけてほしいのです。

私はあまり見ませんが、テレビでも、明らかな間違いを平気で報道している番組が少なくないようです。

有名人のがんについて大きな報道があると、いろんな医者が出てきて解説をします。テレビ局は「専門家の解説」というお墨つきがあるからいいと思っているのでしょうが、今まで述べてきたように、医者の言うことには嘘が混じっています。

がん専門医の意見は、そもそも標準治療の域を出ていません。したがって番組制作側の知識程度や意図、料理のしかたしだいで、いくらでも間違った情報を世の中に発信することができるのです。

有名人の闘病というドラマには、多くの視聴者が引きつけられ、むさぼるようにその情報に耳を傾けます。そこでいいかげんな情報を流したら、間違った知識を視聴者に刷り込み、植えつけることになってしまいます。

■無神経極まりない有名人のがん闘病報道

論点はやや変わりますが、有名人ががんを公表した後のメディアの報道合戦にも、非常にいやらしいものを感じます。

ここ1年に限っても、多くの有名人のがん報道に目がとまりましたが、この原稿を書いている最中には、歌舞伎のE夫人であるMさんの乳がん闘病で報道が過熱しました。

その報道姿勢に、知人の一人は「Eさんが語っていないがんのステージまで詮索していたが、あれはいきすぎではないのか」と憤慨していました。Eさん夫妻には、小さいお子さんもいます。周囲の耳や口もあるでしょう。そうした負の影響を考えると、メディアの人権侵害は明らかです。

また、キャスターや専門医たちがコメントしていた内容にも、疑問に思える点が数数あったと聞いています。

「進行がんの治療は難しいけれども、抗がん剤治療は日進月歩だからがんばってほしい」とか、「吐き気などの副作用を抑えるよい薬が出てきた」という話。

抗がん剤そのものの作用は、60年前からほとんど何も変わっていません。また、表面的な副作用を抑えたとしても、抗がん剤自体の性質は何も変わっていません。

私は、抗がん剤が役に立つことを否定していませんし、患者さんに抗がん剤の拒否を勧めることもありません。しかし、「日進月歩」といった抽象的な言い方で、抗がん剤への幻想を植えつけると、将来、視聴者ががんをわずらったときの判断に影響するのではないでしょうか。

抗がん剤の限界を隠し、期待だけを抱かせる報道は罪深い。それなら、初めから報道やコメントをしないほうがましだと思います。

Mさんが乳がんであることから、乳がんで保険適用のハーセプチンを持ち出し、「がん細胞だけを殺す薬も出てきている」とコメントした医師さえいたそうです。

これも嘘のかたまりで、がん細胞だけを殺す薬など、いまだにひとつも開発されていません。

しかも、ハーセプチンなどの分子標的薬は、ごく一部のがんにしか保険適用になりません。保険診療を前提とするなら、ほとんどの人が使えない薬の話をしてもしかたないでしょう。

もちろん、乳がんなら条件しだいでハーセプチンも使えるわけですが、報道の段階で、Mさんがハーセプチンを使っているのか、この薬に合っているがんなのかといったことはわからなかったはずです。そんな浅いコメントをして、傷つく人がいないと思っているなら、無神経の極みというものです。

医者の罪と罰 6

製薬・サプリメント業者の罪と罰

薬の真実

ジェネリック医薬品が安いのには理由がある

■ジェネリックメーカーは自前で薬をつくってはいない

医薬品メーカーが多額の費用をかけて開発する薬剤ですが、特許期限を過ぎると、ほかのメーカーも同じ成分の薬をつくって売ることができるようになります。ジェネリック医薬品（後発医薬品）です。

一般に、ジェネリック医薬品は特許が切れた元の新薬（先発医薬品）と同じ効能があり、それが新薬より安い値段で買えるものだと認識されています。医療費削減の意図から、厚労省などもジェネリック医薬品の使用を推奨しています。

しかしジェネリック医薬品は、新薬より安いことは確かですが、効能などについては額面どおりではありません。

前著『医者の嘘』で、「ジェネリック薬の嘘」と題して問題提起したところ、最近、週刊誌がジェネリック医薬品の特集記事を載せるようになりました。

記事を見ると、ジェネリック医薬品の大多数は日本ではなく、インド、中国、韓国などで生産されているから信頼できない、しかも先発薬と同じ中身とはいえないなどと書いてあります。効き目に差が出る可能性があるとも書いています。

それらはすべて事実で、すでに私が前著で書いた事柄です。

私がジェネリック医薬品のまやかしに気づいたきっかけは、今から7～8年前にさかのぼります。

私のクリニックは東京のど真ん中、日本橋にあるので、いろいろな職業の患者さんがいらっしゃいますが、その多くは企業に勤めている人たちです。通院している患者さんの中に、あるベテランの女性社員がいらっしゃいました。

病気の原因が強いストレスと思われたので、どんな仕事なのかお尋ねしました。すると、薬を海外から輸入している会社で働いているということでした。

私が思わずどんな薬なのか問うと、バルク（原薬）だと言います。それをどこに売るのか聞くと、製薬会社だと言います。製薬会社がそれをどうするのかうかがうと、工場で錠剤やカプセルにして販売するのだと言います。

「ジェネリック医薬品は国内でつくっていないのですね」

そう私が言うと、彼女は「ほとんどがバルクを輸入しているだけです」と答えました。そこでさらに、どこから輸入しているのか聞いてみると「インド、中国、韓国です」と言います。

ジェネリック医薬品メーカーは、盛んに流すテレビのCMでは、あたかも自社で一貫製造しているかのように宣伝しているではありませんか。「あれは嘘だったんだ」と、かなりショックでした。

私は、その話を聞いたとたんに、ジェネリック医薬品は信用できないと確信しました。

■海外には、平気で偽物の薬を売っている企業も

それから数年後、健診契約している大手企業の上海に赴任していた社員の方が、緊急帰国して、私の内視鏡検査を受けに来院しました。

事情を聞くと、痛風発作が起こって上海で一番とされている診療所にかけ込んだそうです。そこで薬をもらって飲んでから、1週間もしないうちに猛烈な腹痛が出て怖くなり、帰国して内視鏡検査を受けに来たというのです。

原因と思《おぼ》しき薬の容器を、「これです」と彼は見せてくれました。

プラスチックの小さなボトルを見ると、表面に紙が貼ってあり、「ZYLORIC」と印字してありました。ザイロリックはグラクソ・スミスクラインというメガファーマ（世界的な製薬会社）の商品名です。世界的に有名な尿酸値を下げる薬ですから、ザイロリックといえばひとつしかありません。

ところが、中身を見ると少し剤型が違います。薬局からザイロリックを取り寄せて比べてみると、大きさも明らかに違っていました。要するに、偽のザイロリックだっ

たのです。

残念ながら中国という国には、平気で薬を偽造して、しかも腹痛を引き起こすような粗悪なものをつくる製薬会社があるのです。ジェネリック医薬品のバルクも同じようにつくっているのではないかと思うと、信用できるはずがありません。


最近の出来事ですが、50代の男性が内視鏡検査を受けに来ました。毎年私の検査を受けていたのですが、あるとき、急に腹痛が出現したので、ほかの医療機関で内視鏡検査を受けたそうです。

そこで彼は、逆流性食道炎と診断されて薬を処方されました。そして、その後間もなく薬剤性肝炎にかかり、やはり2カ月休職を余儀なくされたそうです。そのときの薬を見せてもらったら「ランソプラゾール」というジェネリック医薬品でした。

国は、薬全体に占めるジェネリック医薬品の使用比率を80%まで上げようと躍起になっています。しかし、どれだけの医療費削減効果があるかというと、皆さんが窓口で負担する金額は2割くらいしか変わりません。

調剤薬局は、ジェネリック医薬品を売ると調剤技術料が跳ね上がるから、患者さんにも積極的に薦めるのです。要するに、薬から得られる利益が、先発薬メーカーからジェネリックメーカーや調剤薬局に移っただけなのです。

私だけでなく、多くの医者は、医療現場でしょっちゅうそういうジェネリック医薬品の弊害を目の当たりにしています。

D社が10年前、インドの世界一のジェネリックメーカーを買収しましたが、数年後に手放しました。以下は元D社の社員で私の患者から直接聞いた話です。その理由は、信じられないような話ですが、工場内にハエが飛んでいる状況がいくら注意してもあらたまらなかったことに加えて米国FDA（食品医薬品局）から強制査察を受けたことです。査察の理由は申請している成分と実際の製品に大きな違いがあったからです。海を越えてインドに強制査察に行くというのはどれほどひどい内容かということです。

世界一のジェネリックメーカーでさえそのようなありさまですから、中国の工場については、さらに信じられないような話があちこちにあります。例えば、下水を再利用しているとか。

ジェネリックがはびこると日本発の新薬は消える

現在、ジェネリック医薬品のメーカーは数百社あります。中には、日本一の調剤薬局チェーンが自前でジェネリックメーカーを立ち上げ、自社の薬局で、自社の薬を販売するといった例もあります。

こんなことをしていると、世界のメガファーマの後塵《こうじん》を拝している日本メーカーの先発薬がますます売れなくなります。

現に、新薬を開発している医薬品メーカーの売上は激減しています。私が懇意にしている先発薬メーカーの部長は、「国は私たちに死ねと言うのか」と苦しんでいます。このままでは新薬の開発意欲も失われてしまい、ますます世界に後れを取ることになるでしょう。

こんな医療行政でいいのでしょうか。

こんなことになったのも、無知な政治家の責任です。ある政治家が、テレビでジェネリック医薬品をもっと使えば医療費が削減できるという素人発言をしていました。

当局は、そんな軽薄な議員たちの後押しを受けて、ジェネリック医薬品の使用比率をどんどん上げてきたのです。

しかし、その一方でオプジーボという副作用が強く、延命効果しかない高額な抗がん剤は平気で認めています。何もかも矛盾しているのではありませんか。

今こそ、ジェネリック医薬品一辺倒の医療行政をあらためるよう、国民が要求すべきではないかと思います。

有象無象《うぞうむぞう》がはびこるサプリメント業界

■安い材料で高く売る儲けのカラクリ

わが国のサプリメント消費量（金額ベース）は、内閣府の調べによると約1・5兆円（2012年）です。2016年には推計2兆円です。一方、米国はというと、日本貿易振興機構調べで1・8兆円（2013年）。人口比でいうと、わが国は米国の2倍強もサプリメントを消費していることになります。「日本人は薬好き」といわれますが、サプリメントについても同様の傾向が浮かび上がってきます。

サプリメントを飲む目的は、健康の維持・増進、老化予防、病気予防などです。では、今のサプリメントが果たしてその目的にかなっているのでしょうか。

日本の国民医療費は毎年1兆円ずつ増加しており、すでに41兆円を超えました。日本国民が米国民の2倍強も飲んでいるサプリメントが有効なら、医療費が毎年1兆円も増加するはずはないでしょう。

ということは、現在市販されているサプリメントが愛用者たちの目的に役立っているとは証明できません。

どうしてこのようなことが起こるのでしょうか。

それは、サプリメントが厳格な審査（治験）で許可されたものでなく、一定の条件を満たせば誰でも販売でき、多額の宣伝費をかければ消費者を誘導して購入させることが可能だからです。

私が研究しているコラーゲンを例に取って説明しましょう。

コラーゲンの原料には、動物系と魚系があります。動物系の主な素材は、一時、牛の皮でしたが、ＢＳＥ（牛海綿状脳症、いわゆる狂牛病）が発生してから豚の皮が取って代わりました。

豚の皮は、カバンや靴の材料になるほど頑丈です。この頑丈さは、コラーゲンの組成と関係しています。

動物系のコラーゲンには、プロリンというアミノ酸が多く含まれます。プロリンは結合力が強いので、これが多いと頑丈な皮になりますが、その分、サプリメントとして摂取した場合には、体内で分解しにくいのです。

分解しにくいと、当然、吸収されにくいことになります。実験によると、魚の皮と比較して7分の1の吸収力です。仮に豚皮由来のコラーゲンを1万mg飲んでも、1400mgしか吸収されないことになり、極めて効率が悪いのです。

一方、魚系のコラーゲンの原料には、ウロコと魚皮の2種類があります。ただし、「フィッシュコラーゲン」と表示してある市販製品は、ほとんどがウロコ由来です。ウロコは硬いので、通常の方法ではコラーゲンを抽出できず、塩酸で化学処理します。そのためコラーゲンの生理活性が失われてしまい、体内で有効利用されません。

それでは、なぜウロコが使用されるのか？

それは、価格が魚皮の3分の1だからです。

最も良質なコラーゲンの原料は、私の研究結果では、天然白身魚の魚皮です。しかし高額なため、業者はほとんど手を出しません。儲けるためにできるだけ安い原料を使い、多額の宣伝費をかけて売るのが常套手段《じょうとうしゅだん》です。

したがって、ほとんど効果を期待できないコラーゲンサプリメントのほうが市場を席巻《せっけん》するというわけです。悪貨が良貨を駆逐するという典型です。

悪徳業者を駆逐して真に国民のためになるサプリメントを

サプリメント業界はもともと許認可がゆるいので、反社会的勢力が入り込む余地もあります。舎弟企業が多く存在するのも事実です。

しかし、大手企業のやり方もなかなかのものです。

名だたる大手企業も、コラーゲンの原料に関してはほとんどウロコですがウロコといわずに「フィッシュコラーゲン」と表記します。そして、粗悪品をキャラクターを使用して高級なイメージで宣伝し、消費者を誘導しているのですから許すことができません。

まして食品なら流通過程をトレースできなければいけないのに、多くのサプリメントメーカーは産地表示すらしていません。それを規制しない消費者庁にも責任があります。

実はコラーゲンをつくっているメーカーの多くは、ウロコを採取する魚種を、中国で養殖されているティラピアに依存しているから書けないのです。

しかも、ティラピアは国内に輸入されると、イズミダイと名前が変わります。これを業者は「流通名」と呼び、平気で「タイの一種」といいます。ティラピアはもともとアマゾン川に生息している淡水魚です。しかしタイは海水魚です。こんなインチキをしてまで消費者をだましているのです。

皆さんも、企業のお客様相談室に電話してみるとわかります。コラーゲンの原料について質問すると、たいていは「魚皮とウロコを使用しています」と答えが返ってきます。

しかし電話口の人は、「それならその比率は？」と聞くと答えられません。ほとんどウロコだから答えられないのです。お客様相談室は嘘を言うと罰せられるので、黙っているのです。実にけしからんと思いませんか。

ここではコラーゲンを例に取りましたが、ほかのサプリメントも推して知るべしです。儲けることしか考えていない業者に甘い汁を吸わせながら、国民はせっせと、効果が期待できないサプリメントを購入しているのです。

米国民の2倍もサプリメントを購入して、それにもかかわらず、国民医療費が毎年1兆円増加する。実におかしいことです。

日本医師会は、そんな現状を見てサプリメントの弊害を盛んに説きますが、私にいわせると、国民が病気予防を期待して飲んでいるのだから、医師団体ももっと積極的にサプリメントに関与すべきだと思います。

私は、最高級の原料を使用してコラーゲンサプリメントを開発し、臨床研究を行なってきました。それは、21世紀の医療が目指すべきは「病気予防」だと考えているからです。そのためにも、本物の原料を使用したコラーゲンサプリメントでエビデンスを得て、消費者に紹介したいと思い、それを実践しただけです。

毎年医療費が増加しても、医者の報酬は10年前と変わりません。増加分は医療機器メーカーや関連業者に流れているのです。

現在、診療報酬がほとんど上がらないので民間病院の経営実態は苦しく、医者は愚痴ばかりこぼしています。だったら、ブラック企業がはびこっているサプリメント業界を一掃し、医者主導で本物のサプリメントをつくって国民に届けたらどうでしょう。

それこそ真の病気予防となって国民に喜ばれ、その結果、国民医療費が減少し、病院経営にも寄与して「三方良し」のムーブメントになるのではないでしょうか。

慢性炎症を改善するコラーゲン

コラーゲンは血管や骨、粘膜を強くする

では、本物のコラーゲンにはどのような効能があるのでしょうか。

私は、十数年の臨床研究で、血管の動脈硬化改善、骨密度上昇、軟骨再生、萎縮性胃炎の改善など、さまざまな医療効果を認めています。そして、コラーゲンの正しい知識を普及させる目的で「一般社団法人コラーゲン医科学研究会」を立ち上げました。

国民がこうした本物のサプリメントを飲めば、薬に頼ることなく健康寿命を維持できる人が増え、国民医療費が大幅に削減可能となります。

例えば、心臓血管系の薬剤に頼る人が激減し、それらの手術が激減し、整形外科領

域では人工関節の手術が激減するなどの影響が現われるはずです。萎縮性胃炎が改善すれば、日本人に多い胃がんの発生も激減するでしょう。

がんを含むすべての病気は、慢性炎症から発生することがわかっています。コラーゲンには、その慢性炎症を改善する効果があるのです。

国民が1年間に消費するサプリメントは約2兆円です。2005年度の65歳以上の国民医療費は66万8000円です。仮に、65歳以上の国民が2兆円の10％にあたる2000億円で骨密度上昇、軟骨再生、動脈硬化改善のエビデンスがあるコラーゲンを飲んで症状が改善されたとします。仮に65歳以上の一人あたりの国民医療費の10％6万6800円が減ることになれば、65歳以上の人口は2567万人ですから、総額約1兆7000億円の医療費が毎年削減されることになります。

今、私は、数千万円の費用をかけて、コラーゲンのRCT（ランダム化比較試験）臨床研究に取り組んでいます。数十名の臨床研究でコラーゲンが動脈硬化を改善することを認め、それが論文となって日本未病システム学会雑誌に掲載されました。それを受けて、今回は百数十名を対象としてプラセボを使って二重盲検試験を行ない、その評価を国際的ジャーナルに投稿しようと考えています。掲載されれば世界中で評価され、私のコラーゲンサプリメントが世界の予防医学に貢献できることになります。国民がサプリメントに病気の予防効果や、健康寿命を延ばすことを期待して購入するなら、医者が臨床研究によってエビデンスを得て販売するのが当然ではないでしょうか。

ただし、現在高名な医者の名前を冠して市販されているサプリメントは、いわゆる名義貸しですから、本人は何も研究開発などしていません。医者の名前を冠したサプリメントには眉唾物が多いので注意してください。

私のクリニックには、本物のコラーゲンを求める患者さんが全国からいらっしゃいます。中には、市販のサプリメントを毎月十数万円分も飲んでいるという強者がいらっしゃいますが、「それはほとんど効果が期待できないものばかりなので、お金を捨てるのはやめなさい」と私は言います。

私の研究成果からいえば、最高級コラーゲンと、後述する最高級プラセンタだけでも健康寿命を延ばすのには十分。ほかのサプリメントはおおむね不要です。国民の皆さんはもっと賢明になって本物のサプリメントを見極め、悪徳業者にだまされないようにしてください。

■コラーゲンサプリメントの賢い選び方

皆さんのために、本物のサプリメントを選ぶ方法をアドバイスしておきましょう。今述べてきたコラーゲンを例にします。

まずコラーゲンですが、パッケージをよく読んでください。そこに書いてある内容がすべてです。

①原料は何と書いてありますか?

豚皮なら、吸収率が魚皮の7分の1。吸収が悪いので避けましょう。

次に、フィッシュコラーゲンと書いてあるなら、肝心のことを隠しています。何を隠しているかというと、まず……

②魚種は何でしょう？

皆さんは普通、鮮魚を買うとき何の魚か確認するでしょう。コラーゲンの原料も、シャケか、マグロか、タラかは重要です。なぜなら、同じ魚皮でも魚種によって吸収率が異なるからです。タラのような体温が低い魚の魚皮は柔らかく吸収がよいのです。魚の種類が書かれていないのは、硬い皮の魚を使っているからかもしれません。そして……

③天然か養殖かも大事です。

天然なら、どこの漁場で捕獲されているのかを確認すべきです。それが記載されていないなら養殖モノだと思われます。

天然モノと養殖モノでは、当然、天然のほうが健康によいと考えられます。抗生物質や添加物を使って育てられていないからです。ティラピア（イズミダイ）はすべて養殖で、ほとんどが中国で育てられています。中国の養殖魚は薬漬けになっていて、臭くて生け簀《す》に近寄れないような養殖場があります。

さらに……

魚皮コラーゲン摂取による腰椎の改善①

69歳 男性 S.Hさん （コラーゲン1日7.5g摂取）

2014年5月29日撮影

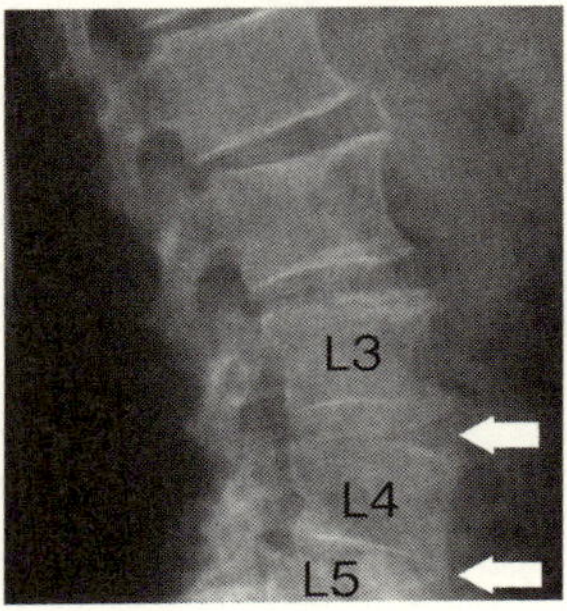

2014年11月12日撮影

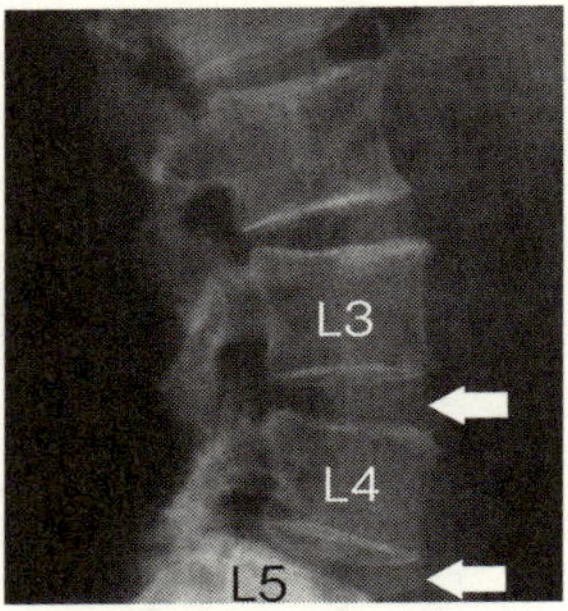

摂取6カ月後椎間が改善し、骨質と骨の形が改善した。L4-5、L3-4

魚皮コラーゲン摂取による腰椎の改善②

73歳 女性 N.Kさん （コラーゲン1日7.5g摂取）

2014年12月15日撮影

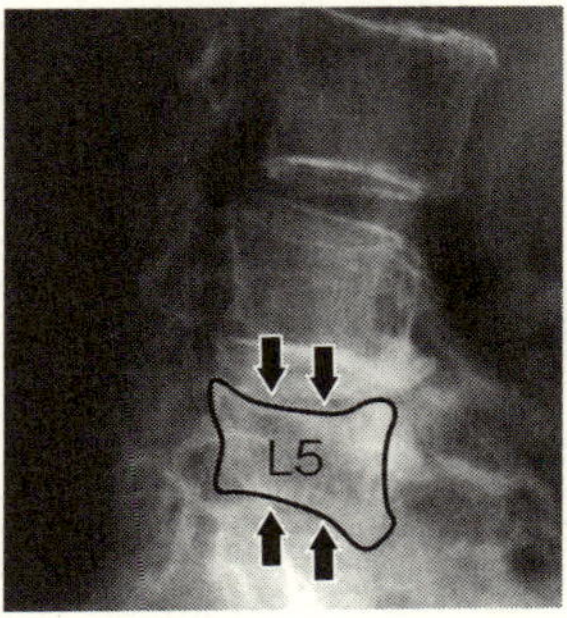

第5腰椎が圧迫骨折で変形してつぶれている

2015年12月24日撮影

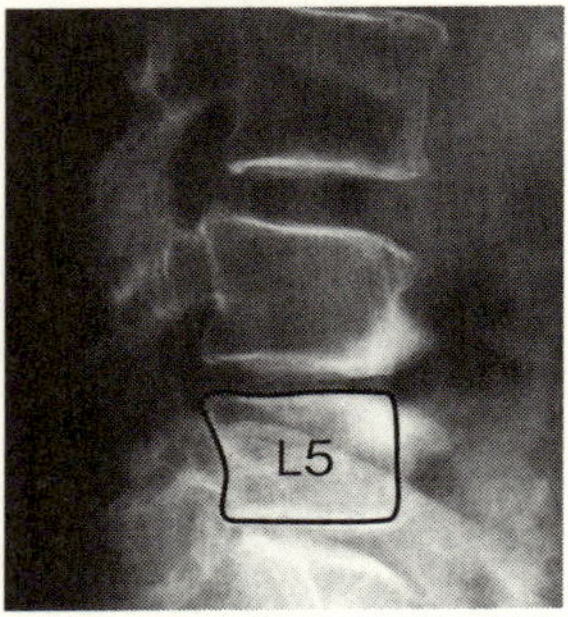

コラーゲン投与により変形が治り厚みも出て復元した

魚皮コラーゲン摂取による腰椎の改善③

77歳 男性 I.Tさん　（コラーゲン1日7.5g摂取）

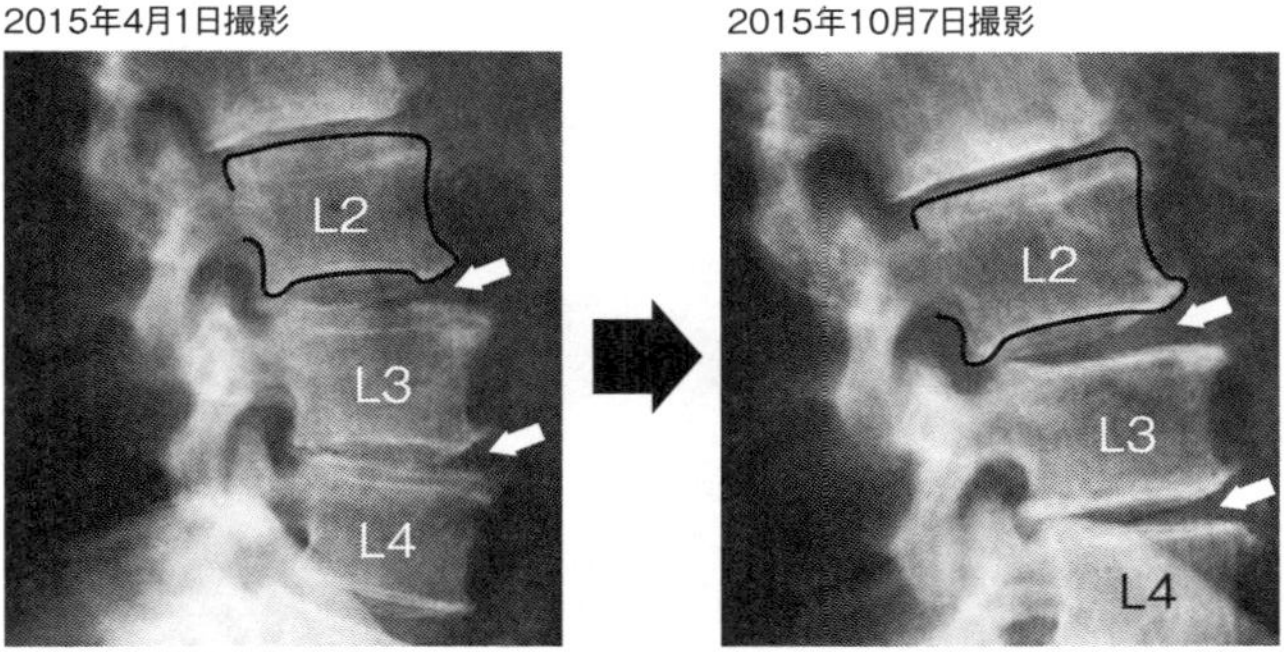

第2～3腰椎間の狭小、第3～4腰椎間の狭小、第2腰椎の変形著しい

第2～3腰椎間の改善、第3～4腰椎間の改善、第2腰椎の変形改善

魚皮コラーゲン摂取による骨密度上昇

被験者：51歳～75歳（平均63歳）、女性7名、男性2名
期間：6カ月、1日5g飲用

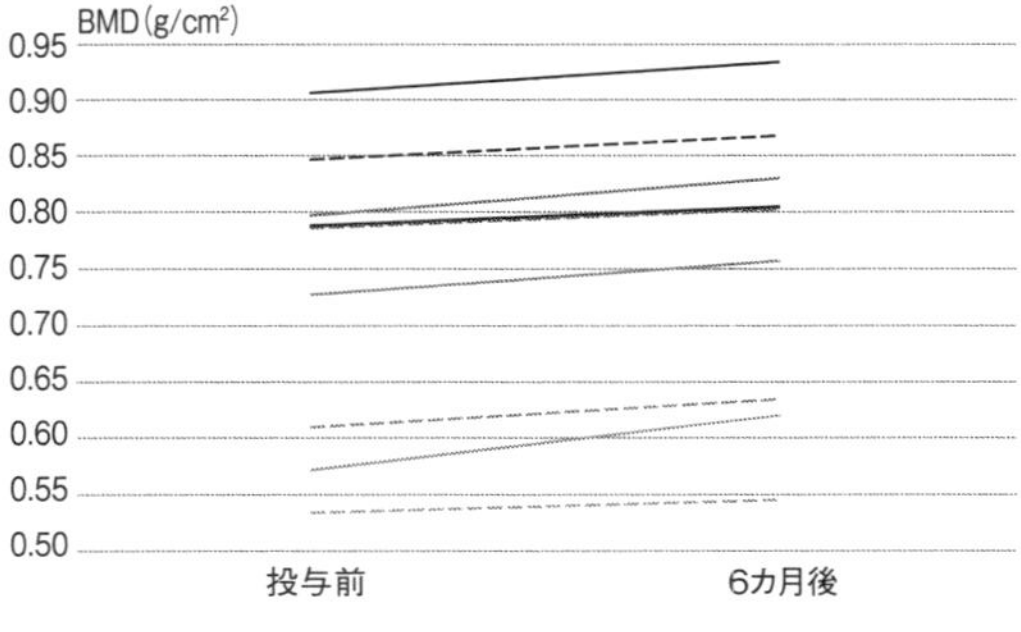

骨密度平均上昇率　3.24%／6カ月

参考：骨粗鬆薬（ビスフォスフォネート系）投与での平均上昇率　3.0%／12カ月

魚皮コラーゲン摂取による毛細血管の治療効果

20代女性　冷え性
爪の根元の毛細血管の顕微鏡像

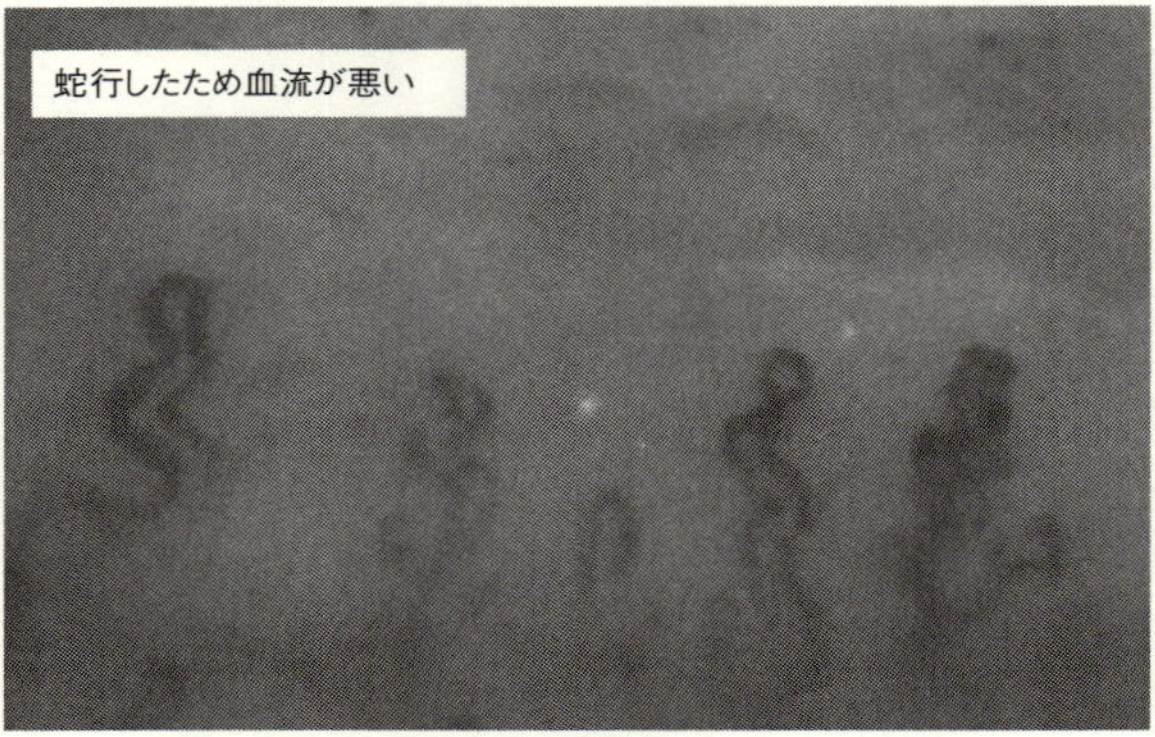
蛇行したため血流が悪い

治療前

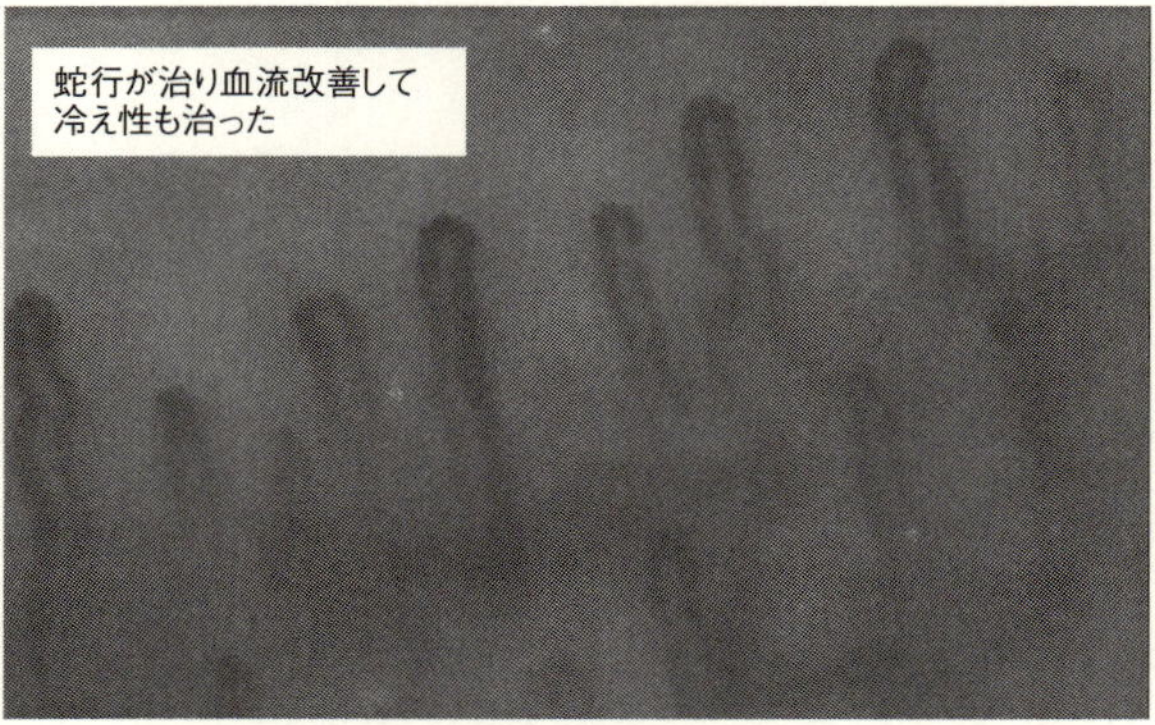
蛇行が治り血流改善して
冷え性も治った

治療開始1カ月後

魚皮コラーゲン5gを1カ月飲用後、毛細血管が伸びて血行が改善した。

魚皮コラーゲン摂取による頸動脈狭窄の改善効果①

66歳 男性 T.Wさん　（魚皮コラーゲン1日10.0g摂取）

2015年8月24日　左82.0%

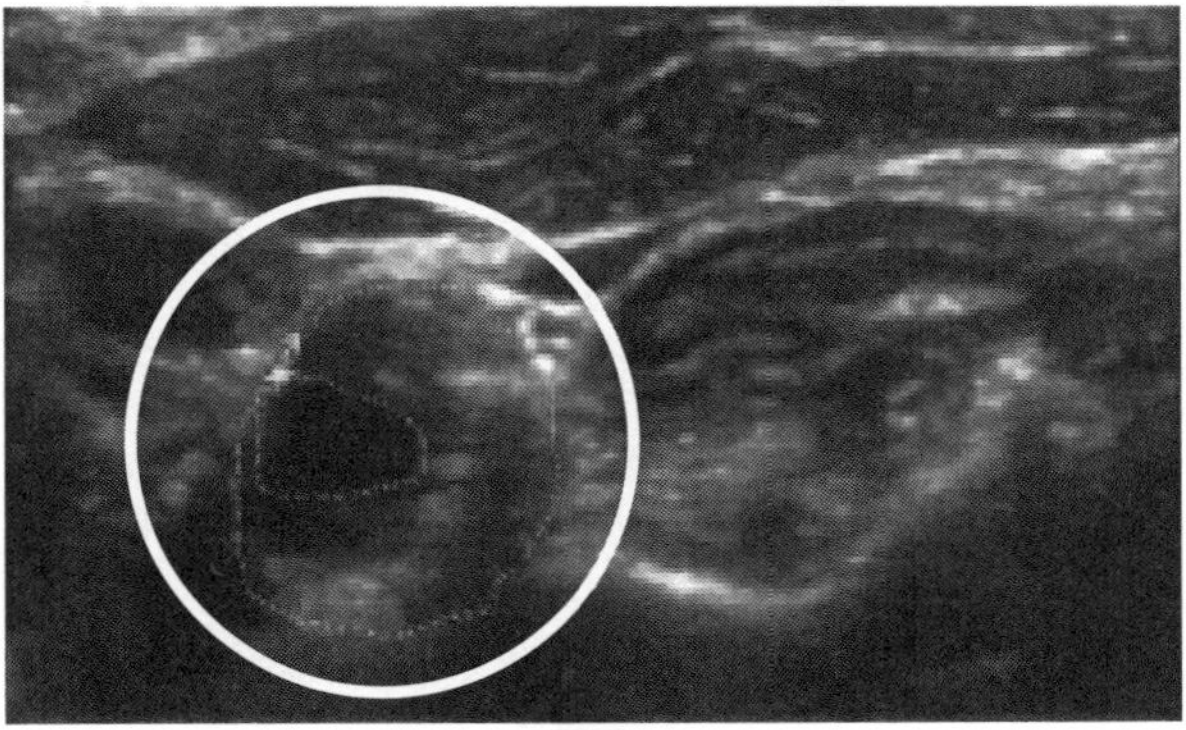

2015年11月30日　左48.0%

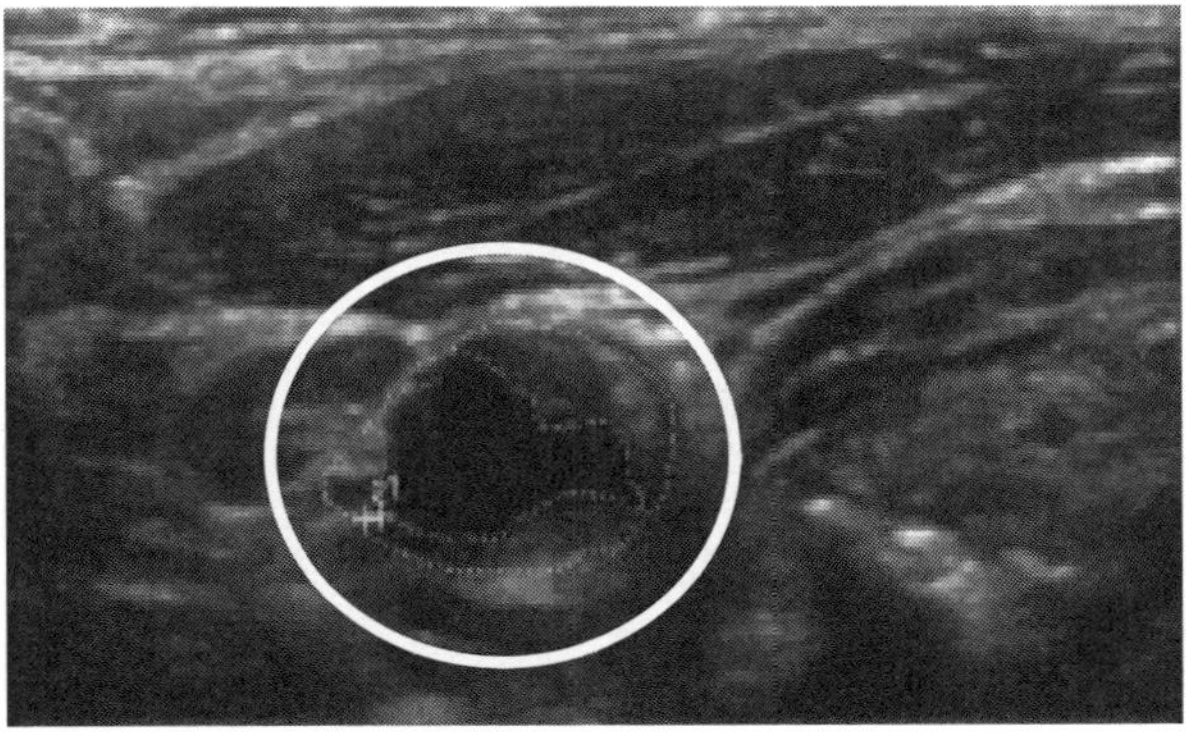

魚皮コラーゲン10gを飲用後、3カ月で82%→48%と狭窄が改善した。

魚皮コラーゲン摂取による頸動脈狭窄の改善効果②

67歳 女性 Y.Kさん　（魚皮コラーゲン1日7.5g摂取）

2015年10月24日　右36.0%

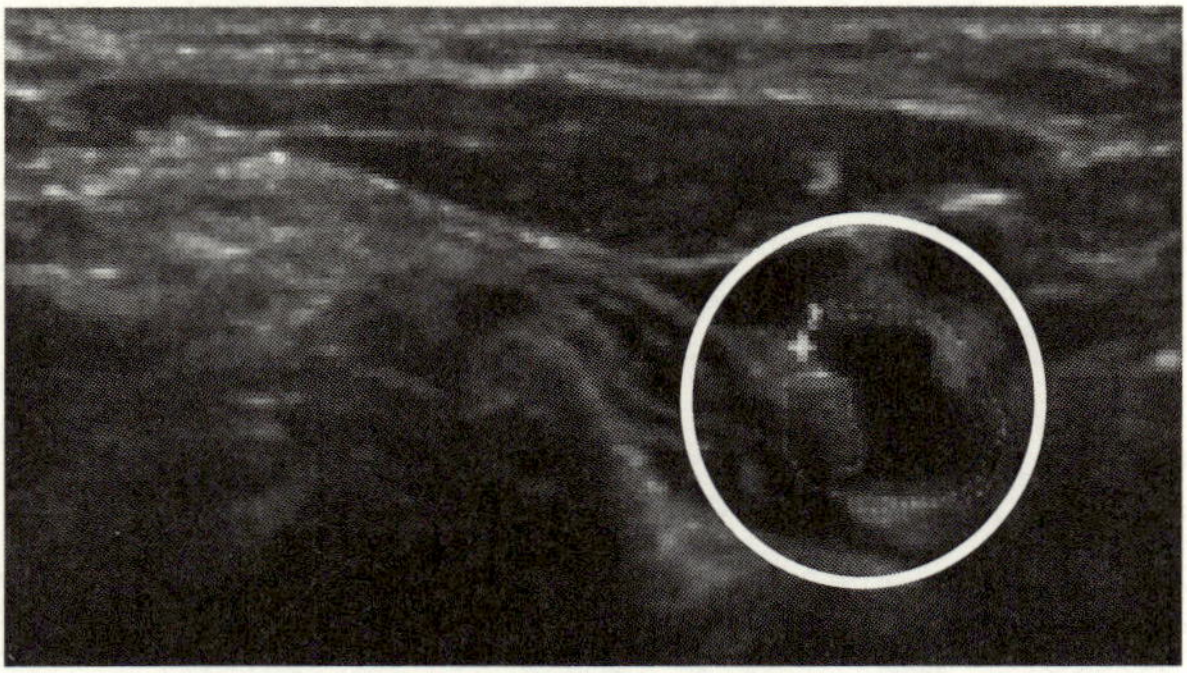

2016年1月23日　右19.0%

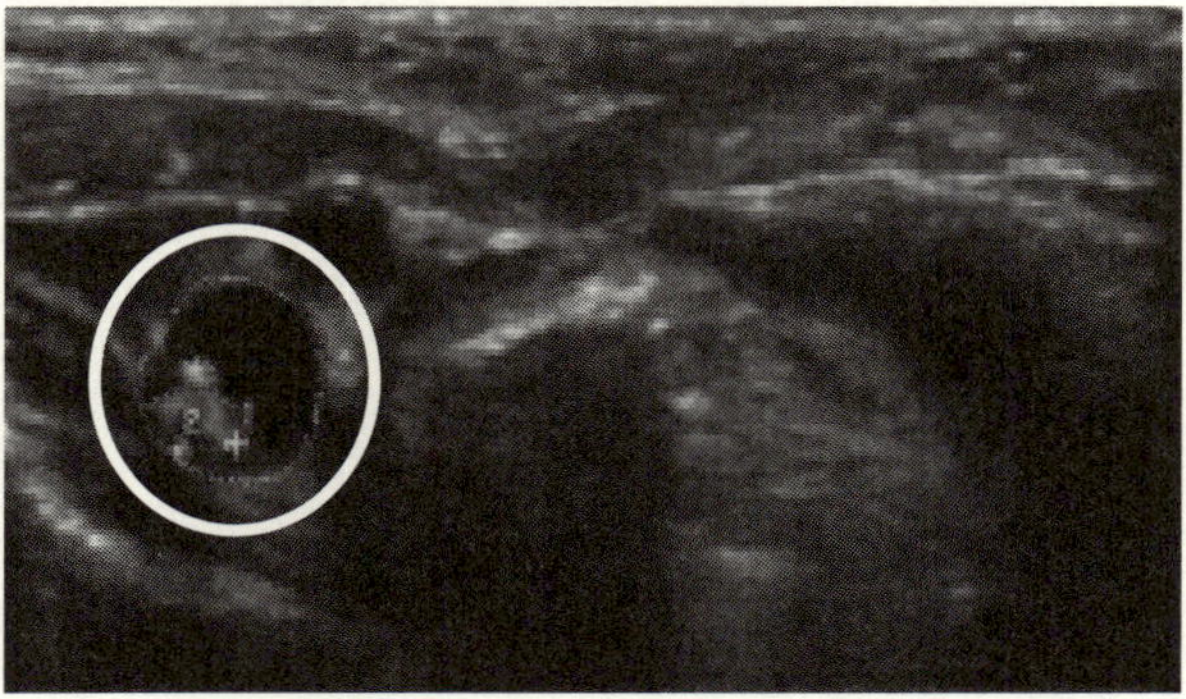

魚皮コラーゲン7.5gを飲用後、3カ月で36%→19%と狭窄が改善した。

魚皮コラーゲン摂取による頸動脈狭窄の改善効果③

79歳 男性 M.Iさん　（魚皮コラーゲン1日7.5g摂取）

2014年6月26日　右44.0%

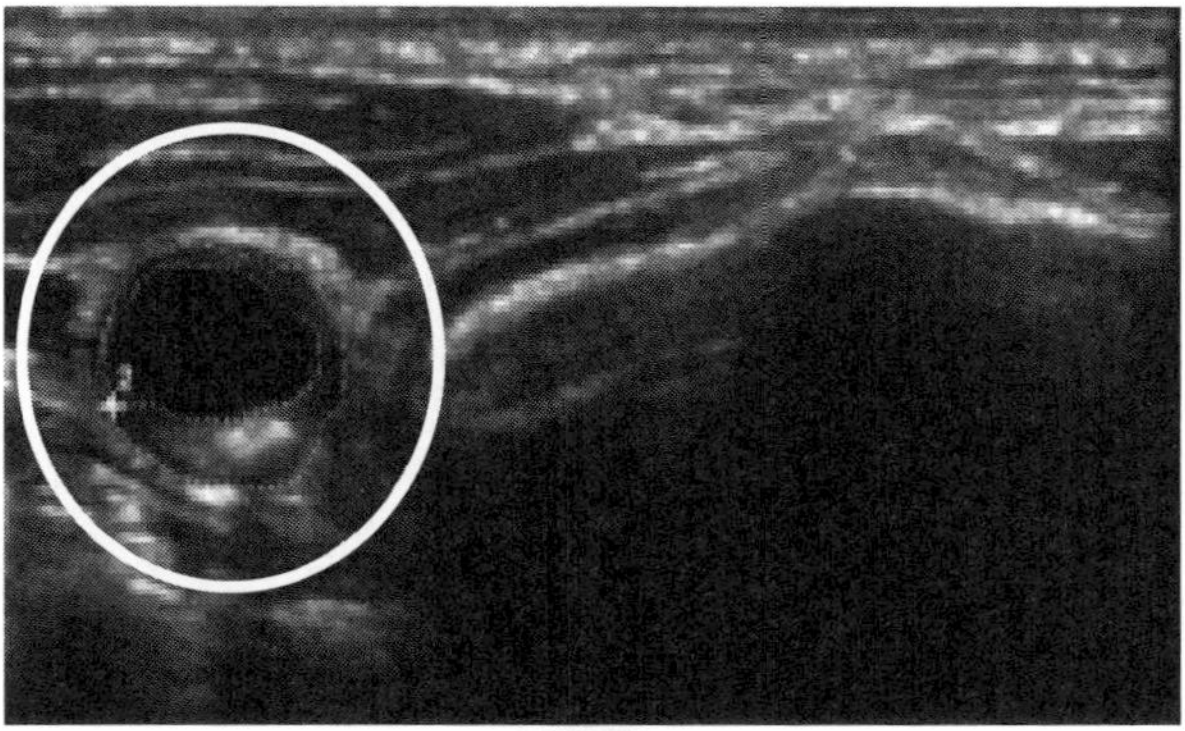

2015年12月4日　右24.0%

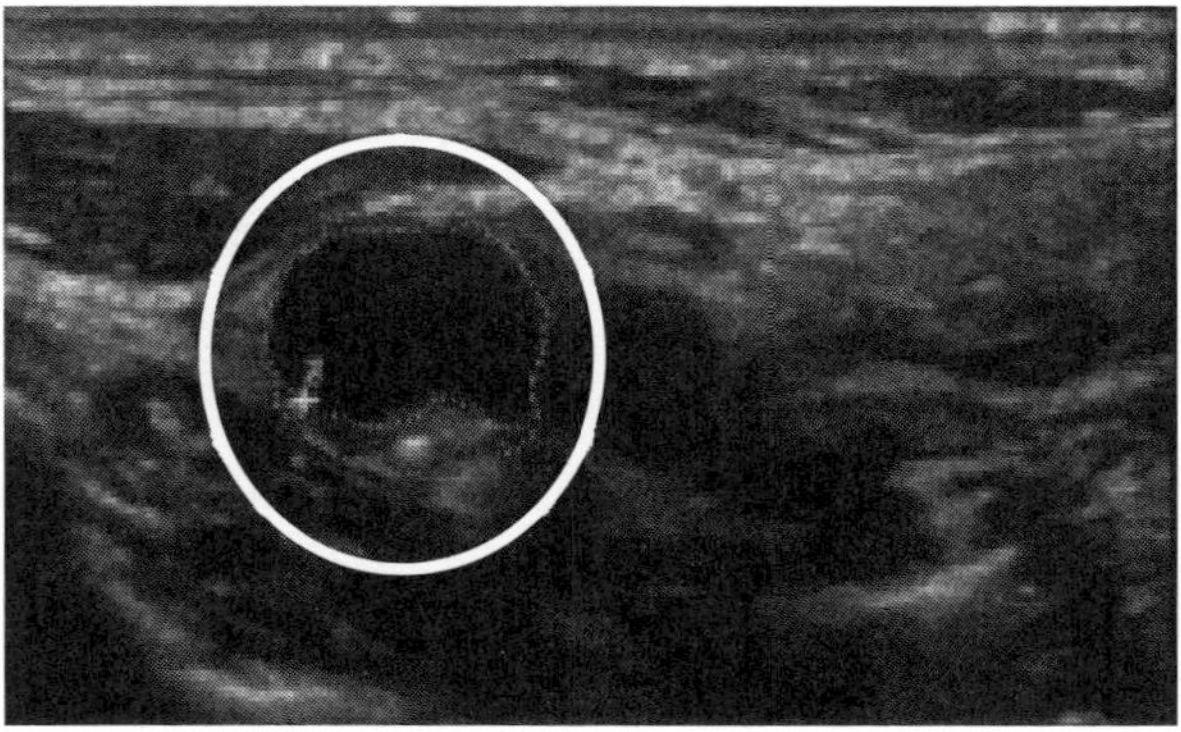

魚皮コラーゲン7.5gを飲用後、6カ月で44%→24%と狭窄が改善した。

④使用部位はウロコでしょうか、魚皮でしょうか？

前述したように、ウロコは塩酸処理するのでコラーゲンの生理活性が失われてしまい、本来サプリメントとしては使い物になりません。したがって、医療効果など期待できるはずがないのです。美容効果もプラセボ（偽薬）効果ぐらいです。

原料がフィッシュコラーゲンと記載してある場合、その大半はティラピアです。これはほとんどが中国で養殖されていて、身は回転ずし用のタイ（偽物）として売られ、ウロコがコラーゲンの原料にされているのです。

ウロコは捨てるものですから、原料代はただ同然です。だからこそ多額の宣伝費をかけて消費者を惑わすことができるのです。重大な告知義務違反。これが大手企業の実態です。反社会的勢力とは異なる意味で「ブラック企業」といえるでしょう。

次ページの表は、前著『医者の嘘』にも掲載した表です。あらためてじっくり読み直してください。賢明な読者の皆さんなら、大手企業の手口が見えてくるでしょう。

大手食品・医薬品・化粧品会社などのコラーゲン商品の内容

魚由来

販売会社	魚の種類	使用部位	天然または養殖	産地
食品大手ME社	イズミダイ*	ウロコと皮（比率無回答）	養殖	海外（産地無回答）
化粧品大手SI社	タラなどの白身魚、いろいろな魚	ウロコと皮（比率無回答）	天然	海域は限定していない
化粧品・サプリメント大手D社	ティラピア	粉はウロコ、粒は皮	養殖	中国など
化粧品大手KA社	主にイトヨリダイとイズミダイ	ウロコと皮（比率無回答）	天然	アジア近海
加工食品大手MA社	イズミダイ	皮	養殖	中国

*2度目の電話でティラピアであることを確認

魚+豚由来

販売会社	魚の種類	使用部位	天然または養殖	産地
健康食品・医薬品大手A社	無回答	豚皮+魚皮（比率無回答）	無回答	無回答

豚由来

販売会社	使用部位	産地
食品大手ME社	豚皮	無回答
医薬品大手KO社	豚皮	北米、オーストラリア
健康食品・医薬品大手A社	豚皮	日本、EU
健康食品大手SU社	豚皮	北米、ヨーロッパ、韓国
化粧品・健康食品大手F社	豚皮	日本、台湾、フランス、米国、カナダ
菓子大手L社	豚皮	主にEU

※「TVホスピタル」2014年1月号より転載。
※各社のお客様相談室に電話し、その回答を基にしている。

注目のプラセンタも原料の品質がカギ

免疫力を高めてくれる良質のプラセンタ

最近注目されているプラセンタは、ご存じの人も多いと思いますが、胎盤抽出物です。

ヒトの胎盤を使用すると臓器売買にあたるので、これは医療用でしか許可されません。サプリメントの原料には動物の胎盤が利用されています。最も多く使われているのが豚で、次に羊や馬が用いられます。

哺乳動物の胎盤の組成はほとんど同じで、どの動物由来でもプラセンタとしての品質は同じです。よく「サラブレッドの胎盤」などと特別によいもののように宣伝している業者がありますが、あれはまやかしでほかの馬や動物と何ら変わりません。しかも、「輸入胎盤」と称してさも最高品質であるかのように宣伝していますが、むしろ輸入胎盤にはひどい原料が混じっていることが多いので要注意です。

私がサプリメントの原料として採用しているプラセンタはスノーデンという老舗のメーカーですが、私の目的を知った社長のご好意によって、特に高品質のプラセンタを提供してもらっています。

あるとき、そのスノーデンの役員から聞いた話です。

輸入プラセンタを自社で分析したら、胎盤成分以外の組織が混入していることがわかったというのです。「それは何だったのですか」と聞いたら、「豚の子宮と胎児です」というので驚きました。要するに、海外には子宮を丸ごとをすりつぶしたものをプラセンタと称して輸出するような悪徳業者がいるのです。

国内の業者は、それを知ってか知らずか、「高級な輸入胎盤」と宣伝しているのです。私も最高品質の高濃度プラセンタを開発しましたが、もちろん、トレースできる国産豚胎盤以外は使用していません。

良質のプラセンタサプリメントには、免疫力を維持したり、高めたりする効果が期待できます。

下のグラフは、健康な人たち（健常者群）と、がんの患者さんたち（がん患者群）とに、私の開発したプラセンタサプリメントを3カ月間毎日飲んでいただき（3倍を2本）、その前後で2回、7種類の血中バイオマーカー（免疫の指標）を測定した結果です。

そのバイオマーカーのひとつ、ネオプテリン値が、がん患者群で著明に変化（免疫力が上昇）しました。健常者群はもともと免疫力が高いことから変化はありませんでした。

プラセンタサプリメントの効果

血中バイオマーカー（免疫の指標）ネオプテリン測定結果

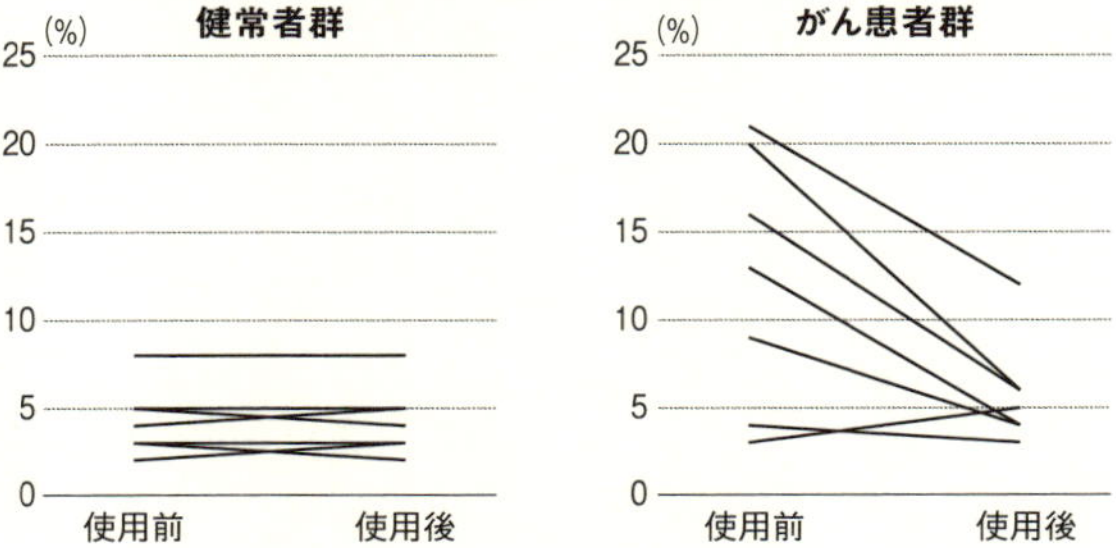

プラセンタは古くから万病予防によいとされ、用いられてきましたが、それは経験的に知られていただけで、エビデンスは乏しかったのです。このデータは、有力な科学的判断材料のひとつとして研究者の参考になるだろうと考えています。

最近、このプラセンタサプリメントを愛用している方から、感謝の電話がありました。その方は、室内犬のトイプードルを家族同然に可愛《かわい》がっておられるのですが、動物病院のエコー検査で胆管に影があると指摘されたのだといいます。そこで数カ月、自分が飲んでいるプラセンタをトイプードルにも飲ませたら、胆管の影が消えて獣医さんが驚いていたという内容です。

患者さんのペットの話を先にしてしまいましたが、もちろんプラセンタを愛用している人たちも、さまざまな違いを実感しておられます。例えば、私が親しくしている、ある伝説のバーテンダーが食道がんになり、某大学病院で2回内視鏡手術を受けました。2回目の治療は狭窄が治らず、2カ月かかったそうです。

私は、彼に長生きしてほしいので半年分のプラセンタサプリメントをお見舞いに差し上げました。彼は、その後まったく狭窄症状などもなく、元気で過ごしています。

医者の罪と罰 7

日本は時代遅れ

理想の
がん治療設計

これからのがん治療は免疫抜きには語れない

■無知を自覚していない医者こそ罪深い

「無知は罪である」という言葉があります。

人生訓として奥の深い言葉だと思いますが、無知な人は知らずに罪を犯してしまうから罪深いのだという解釈があります。

これを「医者の罪」に置き換えれば、明快なイメージが浮かび上がってきます。患者さんが自分の病気について知らなくても罪にはあたりませんが、医者が無知ではどうしようもありません。プロとして知るべきことを知ろうとしないのは、明らかな罪だといえるでしょう。

日本のがん標準治療や、その上に構築された「放置療法」は、20世紀の遺物で、時代遅れです。医療のプロなら「気づいていませんでした」という言い訳は通用しません。

それに気づいていないこと、あるいは目をそむけようとしているところに、医者の罪と罰があります。

がんは、後天的免疫不全の病気

がんという病気は、免疫という視点から見ると、免疫力が低下する後天的免疫不全の病気です。ですから、何より免疫を治療して健常者と同じまでに向上させることが完治への課題です。21世紀の医者が、免疫を無視してがん専門医を名乗るのは恥ずかしいことだと思わなければなりません。

もしも「感染症の大家」と呼ばれる医師がいたら、その人は感染症免疫のことをよく知っているはずです。がん免疫を無視したがん治療というものは、21世紀の現代ではもはやありえないのです。

最近は、先述した免疫チェックポイント阻害薬の登場で、標準治療の医師も盛んに免疫を語るようになりました。であるならば、がん免疫に依拠した治療を否定してはおかしいでしょう。

どの免疫療法が有効なのかを論じるのは、免疫療法を肯定してからの問題です。免疫チェックポイント阻害薬は決して夢の新薬ではありませんが、がんの治療に免疫が重要であると認識させた功績は大なるものがあります。

抗がん剤のエビデンスではなく、免疫の理論を土台にした21世紀のがん医療を構築していきましょう。その際には、実績のある標準治療は積極的に活用しながら、そこに「免疫」というピースを当てはめるのです。

「標準治療と免疫療法は、どちらがいいのか」

今さらそんなことを論じるのは、ガソリンエンジン車と電気自動車ではどちらがいいのか、などを論じるようなものです。

電気自動車は排ガスがないので、大気汚染の心配がありません。これが将来のモータリゼーションの主流になるだろうということは、誰でも予想できることです。

しかし、まだ給油所にあたる充電ステーションの整備、一度の充電での走行距離など、一気に電気自動車を普及させる条件は整っていません。今すぐすべての車を電気自動車に切り換えろなどといっても無理な話です。それに近い将来、電気自動車や燃料電池車がすべてに取って代わるかどうかなど誰も予想できません。

現在のハイブリッド自動車がガソリンエンジンとモーターで駆動する電気エネルギーを使い分けているように、標準治療と免疫療法を使い分けて完治を目指すのが、現時点で最も現実的であり、有効ながん治療の道筋です。

21世紀にふさわしいがん治療設計を考えよう

■抗がん剤の中心に分子標的薬を位置づける

従来の抗がん剤（殺細胞剤）は、全否定すべきではありませんが、徐々に分子標的薬に置き換えていくべきです。

いくら殺細胞剤を投与しても進行がんが完治しないのは、がん細胞だけでなく、NK細胞まで殺してしまう薬だからです。

しかも、最近注目されている「がん幹細胞」はがん細胞の女王バチのような細胞で、ほとんど増殖しないため、分裂する細胞だけに襲いかかる殺細胞剤はまったく無力です。そしてあるとき突然増殖して、転移・再発するのです。

このような殺細胞剤の限界は、がん専門医であれば誰でも知っていることです。60年前から使われている殺細胞剤にいまだに依存しているのは、先進国で日本だけ。時代遅れとしかいえません。

欧米では、もはや殺細胞剤に代わって、分子標的薬が化学療法の主流になっています。21世紀にふさわしいがん医療を構築するには、その欧米のトレンドにならうべきでしょう。欧米との保険制度の違いを乗り越えて、分子標的薬を正しく使える医療システムに変えていかなければなりません。殺細胞剤では死滅してしまうＮＫ細胞を温存するためです。

それでは、殺細胞剤から分子標的薬に取って代わればすべてのがんは完治するのでしょうか。実は、残念ながら延命でしかありません。免疫チェックポイント阻害薬を使っても可能なのは延命でしかないのです。それは、分子標的薬は直接がんを殺さないからです。がんを殺すのはＮＫ細胞なのです。

しかし、がんが体内を免疫抑制状態にしているかぎり、ＮＫ細胞もがんを殺すことはできないのです。がんを完治させようとするなら、体内のＮＫ活性を最大化することです。

ただし、いくら体内に薬剤を投与しても、がんがあるかぎりＮＫ活性を最大化することはできません。体内のＮＫ細胞を活性化させることに、過去そして現在の医師たちはことごとく失敗してきました。

その負の学びの上に築き上げられたのが、体の外でＮＫ細胞を活性化するＡＮＫ療法なのです。

硬直したガイドラインではなく一人ずつの「治療設計」を

がんの性質や状態は、人によって千差万別です。

個々の患者さんに合わせて、治療法の組み合わせや、その順番を考えることを「がん治療設計」と呼んでいます。これは、標準治療のガイドラインやプロトコルとはかなり異なる概念です。

まず、「がん治療設計」のゴールは延命でなく、どんな紆余曲折《うよきょくせつ》を経てでも、目指すところはがんの完治にあります。

自由診療の臨床医である私は、個々の患者さんに対して、さまざまな治療法のメリット、デメリットを考慮しながら、使える武器を総動員するスタンスで相談にあたっています。もちろん患者さんが主治医に提案された標準治療を、その中心においています。

免疫療法も選択肢に入れて治療設計を考えると、どうなるか。

例えば、「抗がん剤治療はぜひ受けるべきだが、その前にリンパ球を採取して強いＮＫ細胞を育てておきましょう」とか、「今は手術不能ですが、ＡＮＫ療法が効いて転移巣が消えたら手術できる病院を紹介しましょう」といった相談になります。

がん治療は、さまざまな性質を持つがんに対して、一律の手順を当てはめてもうまくいくとは限りません。臨床医の使命はデータを取ることではなく、病気を治して命を救うことですから、物事を柔軟に考え、臨機応変に治療設計を変更することも意識しています。

今述べたように、私はこれらの患者さんを、エビデンスを得るために治療したわけではありません。二重盲検試験（ダブルブラインド）も何もなく、いわゆるエビデンスとしての形はなしていません。そんなことは、私にはどうでもいいのです。

私のクリニックに来る患者さんのほとんどは、まだまだⅢ期やⅣ期の人が中心です。つまり、標準治療の生存率に照らせば、本来1～2年のうちに亡くなってもおかしくない人が少なくありません。

幸いＡＮＫ療法を取り入れた治療を組み立てたことで、元気に生きておられる方がいます。その事実が重いのです。

ＡＮＫ療法も万能ではありません。全身にがんが転移している状態でＡＮＫ療法を単独で実施しても、成果を上げることは非常に厳しいので、分子標的薬を併用して戦いを有利にしようと努めています。

私が常々訴えているのは、がんと診断されたら早期に免疫細胞療法と標準治療の組み合わせを考え、本気で完治を目指す治療設計をしていくべきだということです。

がんの完治を診断する検査方法はないか？

血液中を循環しているがん細胞から何がわかる？

がん治療において、目に見えていた腫瘍が消えることと完治は違います。

「がんが消えました、おめでとう」と言っても、体内にがん細胞が生き残っており、かつがん免疫が回復していなければ、やがてがん細胞は、転移巣、再発がんとしてまた姿を現わします。

そこで一般には、治療の結果、目に見える腫瘍がなくなっても、それをもって「完治」とはいわず、寛解状態（症状が見られず落ち着いている状態）と呼んで経過観察を続けます。

乳がんのように10年後に再発するものもありますが、多くのがんは再発するなら5年以内なので、治療後5年無事でいたら、完治とみなすことになります。「5年生存率」の5年にも、そういう意味合いがあります。

しかし、5年待たなければ安心できないというのも、ようやく治療を終えた患者さんにとって大きな心理的負担です。

そこで最近、私が新しい診断ツールになりうると注目しているものに、CTCがあります。CTCは「末梢循環腫瘍細胞」と訳される英語の頭文字で、患者さんの血液中を流れている微量のがん細胞のことです。

すでに米国では、がんの予後などを予測するものとしてCTC検査が承認されているようです。このCTCを測定し、「消えていれば完治」と診断することができるなら、再発を心配しながら過ごしている患者さんにメリットがあるだけでなく、見えないがんに対して治療が必要かどうかを判断する目安にもなりえます。

一方、CTCが測定されたとしても、そこからがんが育つには、体のどこかに定着するというプロセスが必要です。CTCの意味するところを私たちがはっきりと知るには、まだまだ研究が必要なのかもしれません。

このＣＴＣを完治の診断ツールとして実用化できるかどうかは私もある企業と共同で臨床研究中です。

がん医療の体系を見直して国民医療費の削減を

がん医療費にメスを入れなければ日本の将来はない

増え続ける国民医療費が、わが国の先行きに不安を投げかけています。

現在、国民全体で使っている医療費は41兆円を超え、年々増え続けています。そのうち、がん医療費はどれだけの割合を占めているのでしょうか。

老人医療費が増えているとはいえ、問題はがん医療にあると私は考えています。膨大ながん患者が亡くなるまで治療を続けるだけで、莫大な費用がかかるうえ、最近出てきている新薬には、べらぼうに高いものが多いからです。

統計上、毎年がん（新生物）の治療に費やされている金額は、医療費全体の15％弱といった数字です。しかし、抗がん剤治療などを推し進めた結果生じる、合併症の治療費はここに含まれていないのではないかと思われます。

公表はされていませんが、医療費全体の半分ぐらいは、がん関連疾患の治療に費やされているのではないかと私はにらんでいます。

欧米で主流になっている分子標的薬に、化学療法をシフトすべきだと述べました。しかし、それにも落とし穴があります。

例えば、注目の免疫チェックポイント阻害薬なども、がんを完治させる薬ではなく、延命のためのものです。その代表であるオプジーボを1年間使うと、体重60kgの患者さん一人につき3500万円、たとえ薬価が下がったとしても1750万円です。これを、多くの人が延々と使い続けることになるのでしょうか。

殺細胞剤を大量に使い続けるのもおかしいけれども、分子標的薬を使い続けるのも医療経済上問題なのです。こうした新薬に「薬価に見合う臨床的有用性があるのか」と、医療界で真剣な議論になっています。

国民全体の共有財産である医療費を、食い物にしてはいけません。

「完治しない薬」を使い続けるより免疫細胞療法という選択肢を

なぜ分子標的薬はそんなに高いのでしょうか。

新薬の開発は成功率が低い事業で、莫大な経費がかかります。一般的な生活習慣病薬でも、数百億円の費用をかけて開発されています。

そして、分子標的薬の場合、それが数千億円規模でひと桁高いのです。

日本の小野薬品とともに免疫チェックポイント阻害薬を開発したブリストル・マイヤーズ スクイブ社は、PD-1抗体の製造技術を持つベンチャー企業を、およそ24億ドル（約2500億円）で買収したそうです。

それだけの巨額投資をするということは、分子標的薬が製薬業界の「ドル箱」と期待され、途方もない利益をもたらすだろうということです。

日本の製薬会社は、欧米メジャーに比べて非常に売上規模が小さいので、自前で開発する資金力がありません。だから分子標的薬は、ほとんど外資がつくっており、大きな利益を上げているのです。

米国には、1年投与すると1億円もかかる「ミリオンダラー」と呼ばれるような薬まであります。そんなものは、日本の健康保険では高すぎて認可できません。

日本の医療には高額療養費制度もあり、どんなに医療費がかかっても患者自身が負担するのは月10万円単位です。例えば、白血病の治療費はクリーンルームと膨大な抗がん剤を使うので、月に1000万円ぐらいかかります。それでも本人の窓口負担は10万円ぐらいですむというすごいしくみです。

こういう素晴らしい制度を守るためにどうしたらいいのか、そのことが常に頭から離れません。

がんを完治させられない薬を、誰を対象に、いつまで使い続けるべきなのか、そういうことが今後の医療行政に問われています。

そこに欠けているのは、NK細胞であり、免疫細胞療法ではないでしょうか。日本には、米国が完成できなかったANK療法があるのです。

おわりに

本文で、今の医療の悪い面ばかりをあげつらいましたが、標準治療とＡＮＫ療法との組み合わせに協力してくれる標準治療の専門医や保険診療機関も少しずつ増えてきました。ありがたいことだと思い、大きな希望を抱いています。

私は、決して日本の医療の将来を悲観しているわけではありません。多くの後輩たちとともに、より素晴らしいものに変えていきたいのです。国民の皆さんの協力が必要です。

普通、世の中で広く認められるのは、医学部の教授などかもしれませんが、私は開業医になってよかったと思っています。

まず、医学部で偉くなるまで辛抱するというのは、私の性に合いませんでした。

私の学位論文は、十二指腸まで届く当時最先端のファイバースコープと、ＥＲＣＰ（内視鏡的膵胆管造影）で培った技術で採取した純膵液中に、インスリンを見いだしたものでした。

ＥＲＣＰで採取した純粋な膵液は、当時、非常に貴重なものでした。そこで、膵臓が血中に内分泌しているインスリンが、膵液中にも外分泌されているのではないかと仮説を立て、検証してみたのです。すると、インスリンらしい物質が存在することはたしかに認められました。

研究の途中で実家の病院に戻るため大学を辞めましたが、内科の非常勤講師として声をかけられた城西歯科大学で、アイソトープ研究室主任と化学講師の世話になって研究を進めることができました。その助言と協力でアミノ酸分析をした結果、私が膵液中に見いだした物質は、インスリン様物質ではなく、本物のインスリンと同定できました。

今だからいえますが、これは当時の教授の意向を無視して、自分で工夫して進めた研究でした。私には、どうも昔からアウトサイダー的な気質があるようです。

常に、新しいこと、人がやらないことを究めたいという思いにかられてきました。

思えば、コラーゲンによる動脈硬化治療の研究や、ＡＮＫ療法の導入も、そうした自分なりの道の延長にあったのでしょう。

もちろん、ＡＮＫ療法は私が開発したわけではありません。導入するのはいろんな意味で冒険でしたが、臨床医としてこの国をよくするために、何かをやり遂げなければという思いが勝ったのです。

私は今後も、命がけで、身を粉にして医療革命にまい進していく所存です。

そして、本書を手に取ってくれた後輩たちのうち、志ある一部の者でかまいません。世界に誇るべき日本の医療制度を、さらに健全に発展させ、多くの患者さんたちの光となってくれることを、心から願います。

〈著者プロフィール〉

石井光（いしい・ひかる）

新日本橋石井クリニック院長・理事長・医学博士。
1947年生まれ。1972年日本医科大学卒業、東京女子医科大学外科入局。1974年埼玉医科大学消化器内科助手。1977年城西歯科大学非常勤講師（内科）、医療法人社団積仁会旭ケ丘病院副院長。1983年学位取得（Identification of Insulin in the Human Pancreatic Juice）。1987年米国マウントサイナイ病院客員研究員。1993年医療法人社団昭愛会水野病院内科部長。1996年に医療法人社団光人会新日本橋石井クリニックを開設し、現在に至る。日本消化管学会功労会員、日本医師会認定産業医。日本消化器内視鏡学会、日本消化管学会、日本未病システム学会、日本がん免疫学会、日本癌治療学会、日本臨床腫瘍学会、日本がん分子標的治療学会に所属。著書『医者の嘘』（小社刊）はベストセラーとなり、医学界に一石を投じた。

医者の罪と罰
2017年1月25日　第1刷発行

著　者　石井 光
発行人　見城 徹
編集人　福島広司

GENTOSHA

発行所　株式会社 幻冬舎
〒151-0051　東京都渋谷区千駄ヶ谷4-9-7
電話　03(5411)6211(編集)
03(5411)6222(営業)
振替　00120-8-767643
印刷・製本所　中央精版印刷株式会社

検印廃止

Printed in Japan
ISBN978-4-344-03057-2　C0095
幻冬舎ホームページアドレス　http://www.gentosha.co.jp/

この本に関するご意見・ご感想をメールでお寄せいただく場合は、
comment@gentosha.co.jpまで。